秋元 秀俊

手仕事の医療

評伝 石原寿郎

生活の医療社

手仕事の医療

評伝 石原寿郎

表紙絵　市川吉明

目次

一　転向

大通りを入ると、嘘のように静かな住宅街だった。代々木の駅からの道順を教えられたときには、代々木の街中のどこに人が静かに暮らせるようなところがあるものかと思ったのだが、山手線と中央線の大きなガードをくぐって、一筋入っただけで、そこはちょっとした山の手の住宅街だった。その昔は、大名・旗本の屋敷地だったのだろう。それが切り刻まれて、ブロック塀の住宅が連なっていた。その一画に、店先に茄子や胡瓜のザルを並べた八百屋があった。巻き上げ式のくたびれた日除けも、キャベツを載せた木箱も年季を感じさせた。いかにも古くからそこで八百屋をやっているという様子の人なつっこそうなオヤジと目があったので、だいたい見当はついていたが、道を尋ねてみた。

すると、その八百屋は、「ああ、あの首括《くく》った先生の家だね。」

石原寿郎《としろう》の自死は一九六九年九月。私が石原家を訪ねたのは、二三回忌を二カ月後に控えた一九九一年の夏である。東京帝大医学部出の医師にして歯科医専で学び直して歯科医師となり、クラウンブリッジ学（固定式補綴分野）の第一人者と言われた石原寿郎が、地元では二〇年を経てもなお「首を括った先生」として記憶されているのだ。

この日、私は石原寿郎の未亡人石原和《かず》を訪ねて、いくつかのことを確かめたかった。もちろん縁もゆかりもない者が訪ねていくわけだから、私の中には、はっきりとした意図がなければならない。

復員後、東京帝大医学部整形外科の副手に復職した寿郎が、半年も経たないうちに専門学校に編入し、歯科医師に転じた理由は何だったのか。古い同級生の中には、当時の東京医科歯科大学の学長だった長尾優《まさる》（一九四四～六一年東京高等歯科学校および歯科専門学校校長、東京医科歯科大学学長）が、知己のあった寿郎の父親に頼んだのだろうと憶測するものもいた。長尾と寿郎は親戚筋にあったとか、寿郎の父親は歯科の歴史上にも知られるような人物で、寿郎が歯科を継ぐのは自然な流れだったと話す者もいたが、いずれも根拠は定かではない。父親の痕跡は、わずかに歯科雑誌の主筆であった高津弌《はじめ》（一九一九～一九四〇年『中京歯科評論』、『日本口腔衛生』、一九四五～六五年『日本歯科評論』）が「紺飛白《こんがすり》時代の友人」[1]と書き残しているのみである。妻の和は、寿郎が歯科に転じた理由のひとつに、軍医

(1)　高津弌：鹿鳴荘だより．日本歯科評論, 249, 1963.

としての従軍体験があったのではなかったかと言う。

　昭和十七年に戦時下の繰り上げで東京帝国大学を卒業し軍医となった石原は、北海道旭川の部隊に入り、旭川陸軍病院勤務となった。内地勤務の軍医のもっとも重要な職務は徴兵検査である。村々から集められた青年たちは、褌《ふんどし》を外し、素っ裸になって一枚の診査用紙を手に持って講堂に並ぶ。素っ裸で身体検査を受けるのであるが、その列の行き着く最後に軍医が座っている。青年の差し出す診査用紙を受け取った軍医はチラッと目の前にぶら下がった外陰部に目をやって、素っ裸の青年を見上げると判を捺す。一応、梅毒の有無を検査しているということだろう。

「何が甲種合格で、何が乙かって？　筋肉がついていれば甲、背が低くて痩せて眼鏡をかけてれば乙、馬鹿みたいなもんだ。そこに医者のハンコがあればいいんだよ。それで甲の判を捺せば、合格即入営だ。入営ということは即シベリア行きだが、乙なら内地というわけだ。ひどいもんだよ。」

　格別深い意味もなく和が尋ねたことに、寿郎は腹立たしげに嘆いた。シベリア行きというのは和の記憶違いで、出征先は北はソ連国境から南はニューギニアに及び、敗戦とともに南樺太の兵士がシベリア抑留になったことを嘆いていたのであろう。軍医というものは、同年代の農家の働き手を死地に向かわせるか否かを決めるために軍隊に配属されているようなものではないか。戦後、シベリア抑留者が背負わされた過酷な運命を知って、軍隊の苦労ひとつ知らず内地勤務の軍医として過ごしたことを自責し、自分と同年代の青年たちが戦地に赴く姿を目に浮かべた。

戦場で軍医たちに求められたのは、傷病兵の治療を短時間に済ませ、一刻も早く原隊復帰させることだった。前線の野戦病院では、治療器具や衛生材料・薬品の不足は当たり前で、医学の知識はほとんど用がない。危険な前線での応急処置は衛生兵の仕事で、戦場では軍医は衛生兵ほどにも役には立たなかった。南方の戦場では、治療の難しい兵隊に昇汞剤《しょうこうざい》（消毒薬）を静注して最期を見届けることを許可するのが仕事だったという。(2) しかし、それを含めて、軍医の存在は兵隊たちを精神的に支えた。そういう話を聞くにつけ、寿郎は罪の意識を強くした。

寿郎は、友人の紹介で帯広の病院に看護婦として勤めていた和と見合いをして、終戦の年の三月に式を挙げた。

---

(2) NHK：証言記録　兵士たちの戦争「陸軍軍医の戦場」．戦争証言アーカイブス（放送日2011年8月17日）．NHK, 2011.

(3) 津山直一：『恕』—相手の心の如くになって．対談 医の心—先輩医師に学ぶ　第1集．日本医師会, p.92-97, 1995.

「私が長唄をやっていたと申しましたら、三味線は打楽器だと思われますか、それとも弦楽器だと思われますか、いきなりそう訊くんですのよ」

見合いの席でのやりとりを和は、昨日のことのように嬉しそうに話した。

若い兵隊を戦地に送る役割を終えて復員した後、大学に戻った寿郎は整形外科の副手になった。当時の東大の医学部における整形外科のポジションは芳しいものではなかった。その時代の東大の整形外科がどのようなものであったか、昭和二一年に卒業して副手になった津山直一（一九六五〜八四年 同講座教授）は、「当時は人気のない科で、あまり人が行かなかった。頭脳より体力でいけそうな科だと思って入っただけの話」[3]と後年、自嘲気味に語っている。後にリハビリテーションという概念を取り入れてから陽が当たるようになったが、この当時、命を左右することの少ない整形外科は、エリート意識をもった帝大の医師が選ぶ診療科ではなかった。しかし、整形は、当時の病院では珍しく人が死なない病棟だった。整形では、滅多に人は死なない。怪我で入院した者は、たとえ障害をもつことはあっても、多くの患者は元気になって、自分の足で歩いて退院するのである。

「内科ってのは、治ったんだかなんだか、はっきり分からない。」これは、妻の和が一度ならず聞いた言葉であるが、整形を選んだ理由を語ったものかどうか、分からない。しかし、この当時の病院というものを想像すれば、なるほどと思われる。

戦後しばらくして、抗生物質が使えるようになって事情は一変したが、それまで病院というところは、安静にして栄養を摂《と》って、治る病人は時間が治す、時間が治してくれない病人は治らない、そういうところだったと考えていい。

内科が「治ったんだかなんだか、はっきり分からない」だけではない、外科も治しているのか壊しているのか怪しいものであった。たとえば結核に対して、戦前戦中はもちろん昭和二〇年代まで、外科療法が盛んに行われていた。結核外科療法は、気胸療法、胸郭形成術、肺充塡術、そして肺切除術の四つが知られていた。気胸療法とは結核病巣が片肺にしかない場合、肺の安静のために肋膜腔に孔を空けて悪いほうの肺を萎縮させる、胸郭形成術は肋骨を切除し、胸腔を変形させて病気の肺の空洞を閉鎖する、肺充塡術はピンポン球のような樹脂を病気の肺に詰めるのだが、これは死期を早める結果しか得られない代物だった。肺切除は、文字どおり悪い肺を切除し、胸郭形成術を行うものだが、気管内麻酔のない時代には、ひどく残酷な手術だった。(4) 気管麻酔が普及した昭和二〇年代後半には、ストレプトマイシンやパスの登場で化学療法に取って代わられるまでのわずかな時期、肺切除が結核治療の主流になった。

---

(4) 宮本忍：生と死の対決，— 空洞とたたかう一外科医の記録 —．光文社，1953.

感染症を鋏とメスで治そうというのだから、体力の回復を待って自然治癒に期待するのと大同小異だった。内科と違うのは、手術の甲斐なく人が死ぬことがあるという事実だ。果たして、手術の効なくか、手術のせいか、分からない。食道や心臓の手術は、ガス麻酔器のなかった日本では、さらに苦しく危険なものだった。医者は命を救うから尊敬されるのではなく、命を左右できるから怖れられるのである。石原は、それを嫌った。

歯医者の適性を云々するとき、人はよく、器用不器用ということを言う。多くの人は、歯医者の仕事のキーポイントがそこにあると考える。たしかに触覚鋭敏な私たちの口の中に手を突っ込んで、小さく硬い歯を相手にするのだから指先の感覚で作業をするような仕事のようにみえる。少なくともこの時代には、人はそう考えた。

石原が器用だったかと尋ねると、口を開けて奥歯を見せて「ほら、ここをかぶせていただいたのは先生ですよ。二五年経ってもノートラブルです。そりゃあ器用でしたよ」と言う人もいれば、「うまくいかないとインスツルメントを床に投げるんだ。器用じゃなかった」という医局関係者もいる。器用不器用ということを、指先が思ったように動くかどうかという意味だとすれば、おそらく石原はそれほど器用なほうではなかった。

しかし、手を動かしてものをつくることが好きな人にはわかるだろうが、器用不器用とは手先のことを言うのではない。余程思ったように手先が動かないのは別として、ものを上手につくる人は、ちょうど将棋の手筋のように、作業の手順を頭に描いて、その一つひとつすべきことを、先を急がず確実に淡々と処理する。ひとつの作業のために、簡単な道具を工夫する。からだの姿勢や手の位置に気を配る。ものをつくる作業の半分は、道具づくりと材料の準備、つまり段取りだ。手の速さも段取り次第だといえる。不器用はその逆で、手順を考えず、仕上がりを急いで、一つひとつの作業を大事にしない。あらかじめ材料をそろえることもなく、出来合いの道具だけで作業ができると思い込み、相手に合わせて姿勢を変え、無理をする。

今のように患者を仰向けに寝せて、高性能の切削器具を使って作業ができるようになったのは、昭和三九年以降のことである。この当時は、患者を椅子に座らせていたし、使う道具が道具だったので、今以上に器用不器用ということが問われた。

当然、思ったように処置が進まないことがある。すると石原は自分自身の不器用さに腹が立った。ところが、手順を頭に描いて、ちょっとした工夫で予測どおりにことが運ぶと、我ながら器用なものだと思うのだった。実際、手仕事を愉しむことと器用ということは、ほとんど同義なのである。

　終戦後のもののない時代に、和がデパートの交換所で配給のたばことアイロンが交換できるらしいという話をすると、寿郎は、ちょっと待っていろと言って、缶詰の缶に石を詰めて、そこにニクロム線を捲いてアイロンをつくってくれた。缶詰のアイロンは、見かけは悪いし、使い勝手も良くない。炭火アイロンであれば、そのほうが数段使い勝手はよかっただろうが、そうは言えない。古い建具を修理するのはお手のもので、床がぎしぎしと軋むと、床板をあげ煤だらけになって床板の隙間を埋めた。こういうときには、汚れようが疲れようが徹底した仕事をするのだった。クラシック音楽には、狂のつくほど熱をあげていたので、スピーカーを自作したのは言うまでもないが、それがずいぶん長く活躍した。あるときはネクタイを結ぶのが面倒だからとボール紙の芯で、結び目のついた簡易ネクタイを考案して和を笑わせた。そういう意味で、寿郎は器用だった。

「本当は工学部に進みたかった」という寿郎の言葉を聞いた記憶もある。母親の期待に応えて医学部に進まざるを得なかったが、好きな手仕事ができそうな整形を選んだのかもしれない。あるいは、手仕事を愉しんでいるようにみえるとき、寿郎は忌まわしい軍医の記憶を忘れようとしていたのかもしれない。

いずれにせよ、医学部に戻って整形の副手になることと、医者から歯医者に転じることは、寿郎にとって同じようなことだった。しかし終戦前に結婚したものの、無給医局員の身の上で別居を強いられていた寿郎が経済的な自立に無関心であるはずはなかった。歯科の専門学校に入り直せば、稼ぎ始めるのはさらに二年遅くなる。終戦直後のこの時代、だれにとっても飯を食うことは容易なことでなく、だれもが先行きを考える余裕をもっていなかった。そうした時代に、家業を継ぐならまだしも、学者になるとすれば、歯科への転身は、どう考えても賢い選択とは言えない。もちろん、そうも考えた。散々悩んだうえでの歯科医師への転身だった。

親の期待を裏切ることも、親思いの寿郎にとっては心境複雑であった。大正十一年に蒲《がま》郡《ごおり》で歯科を開業した父親は、頑固な職人肌の古いタイプの歯医者だった。このころの歯医者は、昼は患者の口の中を診て、夜になるとその患者の口の中に入れる技工物を作るために鈑金や金属細工に精を出すといったふうで、職人仕事という趣があった。歯医者は、ハイカラな見かけの割に実入りは良くなかった。子どものころには、治療代の取り立てに行かされたものだった。百姓は保険というものに縁がなく、歯が痛くて歯医者にかかったものの治療代が払えないということは珍しくなかった。しかし、患者の支払い能力など気にもかけず、ついつい手をかけ、必要以上に丁寧な仕事をしてしまう。そんな一途な父の仕事ぶりは、ある種の敬意を懐かせるものだった。

蒲郡に帰ったときに、同じ町に若い歯科医が開業したことが噂になっていたらしい。母親が、「若いから新しい治療をするらしいって評判だがな」と嫌味な言い方をしたせいで、つい口論になってしまった。

「おやじはおやじで、アルゼンだが治っている。それで感謝する患者はいる。父さんには父さんのやり方があるんだから。」

我ながら理屈にはなっていなかった。アルゼンとは歯髄を壊死させるために用いる砒素化合物の亜砒酸《あひさん》製剤のことで、歯の外（根管孔外）に溢出《いっしゅつ》すると厄介な代物であるが、器用な歯科医師にとっては危険なものではなく、下手な麻酔抜髄よりもむしろ結果がよいとさえ言われた。しかし、一般には褒められた処置ではない。それを寿郎は乱暴に、「アルゼンだが治っている」と言ってしまった。アルゼンは、戦後も、患者が歯医者の門前に毎朝列をつくるような時代には頻繁に使われたが、昭和五〇年ごろまでには使われなくなったものだ。しかし、とにかく母親が、父の仕事を軽んじるのが許せなかった。和は、ふだん優しい寿郎が、母親に意見する様子に驚いた。

地主の家から歯医者に嫁いだ母親は、寿郎が医師として成功するものと信じていた。当時、旧制高校から帝国大学への進学は無試験で、成績順に好きな学部に入れたので、大学を選ばなければ、八高から帝大に進むことは格別難しいことではなかった。しかし、東京帝国大学医学部だけは別格だった。

寿郎が歯科医専に編入することを電話で知らせると、怜悧で気の強い母親が「ちゃんとしゃあ、歯医者は医者じゃぁにゃぁが。歯医者は医者じゃぁにゃぁが」と正気を失ったように嘆き反対したという。

母親は、寿郎が指先を黒くしているのをみて、鍛冶屋のような仕事だと蔑んでいた。和には、姑《しゅうとめ》と競う気持ちがあったのかもしれない。このとき寿郎の決断を精一杯祝福し、支えようと堅くこころに決めた。

寿郎はだれに促されることもなく、自ら歯科医師になることを決めた。

後に、第一補綴の教室員だった小林俊三（一九五五～六二年第一補綴学教室在籍）は、次のような言葉を記憶している。

「整形で義手や義足といっても、機能させることはできない。父親の仕事を見て、義歯は立派に機能させることができる。それで歯科をやろうと決めたんですよ。」

　振り返って語った言葉だけに、やや理屈が勝っているように感じられるが、「父親の仕事」というところに石原が力点を置いたことはたしかだろう。言葉にはしないが、医師として生きることを強く自ら否定する決意を固めていた。

　その事実関係について、長尾優が補綴歯科学会誌の追悼号で詳しく紹介している。

「終戦の翌年即ち昭和21年の初めであったと思うが、当時東大の歯科口腔外科学の主任であった私の親しい友、金森虎男（ママ）教授の紹介で東京医学歯学専門学校の校長室に私を訪ねてこられたのが、君との初対面であった。(5)」

　終戦から間もなくＧＨＱから歯科医師教育を大学制にするとの確認を得た長尾は、自宅を焼失し食料確保もままならないなかで、下谷黒門町の大蔵省に日参して予算獲得に動いていた。一方で、焼け残った校舎を職員総出で整え、さらに大学（旧制）に昇格するために必要な予科を設置するため、自ら霞ヶ浦、土浦と軍関連施設を物色し、ついに鹿島航空隊跡に病院付きの鉄筋二階建て校舎を確保するなど、八面六臂《はちめんろっぴ》の働きをしていた。お茶の水の校舎は三月の東京大空襲で木造部分はすべて焼失していたが、地下の実習室に診療チェアを配置し、戦時下の昭和二〇年四月に受け入れた新入生もいて、終戦直後、曲がり

(5)　長尾優：石原教授の歯学を志した頃を偲ぶ．補綴誌, 13(2), 1970.

なりにも学校は機能していた。立派な玄関を入ってすぐのところにある校長室も無事だった。(6)

長尾は、東京医科歯科大学の成り立ちと歴史を詳しく書いた回想録『一筋の歯学への道普請』では、石原寿郎について一行もふれていない。三〇も年下なのだから、無理もない。しかし、最晩年に書いた追悼文では、おそらく字数の制限があったはずだが、どうしても書いておきたかったのだろう、少ない行数の中に、寿郎のこと、とりわけ歯科への転身のいきさつを窮屈に詰め込んでいる。

「その時君が言われるのは『私は東大の医科を出た者だが、生来物を作ることがすきで、それを行（ママ）かして医道に精進してみたいと考え整形外科を志したが、どうも私の初心にぴったりしない点を見出し困っていたが、その内応召などで暇どり、やっと復員してきたのであるが、元々私の父が歯科医で地方で開業しているので、歯科の内容を何程か見知っているので、自分の希望は歯科の補綴学をやったならば、初心を満たすことができるのではないかと思い金森先生に話をしたら、それなら先生（私）のところに行ってよく相談してみたらと言われたのでお訪ねした次第である。歯科の道を行くためにはどうしたらよいか、御指導願います』との話であった。当時戦後早々で、医者から歯医者になるには、

(6) 長尾優：一筋の歯学への道普請．医歯薬出版, 東京, 1966.

既に一度歯科医学校を卒業しなくては、国家試験をうけることができない規則になっていたので、私は、私共の学校すなわち東京医学歯学専門学校の歯学科に入学する様提言したところ、君は直ちに私の言うことをいれたので、昭和21年4月からこの学校の歯学科3年に編入したのである。（原文ママ）」

この紹介者の金森乕男《とらお》（一九三四～五一年 東京大学医学部教授）と長尾は、島峰徹（一九一七～文部省歯科病院長 一九二八～四五年 東京高等歯科医学校長）の両腕になって官立初の歯科学校である東京高等歯科医学校を軌道に乗せた間柄であった。しかし、東大附属病院の口腔外科教授に戻った金森は、歯科医師教育について長尾とはやや異なる考えをもっていた。(7) 立場の違いなのだろうが、長尾は医学とは別個に歯学があるべきだという考えで東京高等歯科医学校を運営していたが、金森は医師となったうえで、ひとつの専門として歯科を学べばよいという主張に変わっていた。

歯科には、医師と歯科医師の職業身分を本来同じものと考えるか、別々のものと考えるか、一元論二元論論争というものがある。一元論とは歯科医師も医師とみなすべし、つまり業務権限を眼科医、耳鼻科医などと同様にすべしという主張である。一元論は戦時下の医師不足を背景に、国家のため「一億火の玉」で勢いを得た。大東亜戦争必勝の気運を利

（7） 長尾優：15歯科医学教育に関する私見，16業界に起きた一元，二元論争，一筋の歯学への道普請.

して、歯科の大政翼賛会は医・歯一元融合化を押し出したのである。これに反対したのが東京歯科の奥村鶴吉、正木正らで、概して官立の東京医科歯科大学は一元論、東京歯科大学など私学は二元論という色分けになった。

しかし長尾自身は、東大医学部の出身ではあるが、これといった動機もなく歯科を学んで、小規模な開業を経験したうえで米国に渡り、ペンシルバニア大学で「本場の補綴」を知って開眼し、二年間補綴歯科学（歯の修復や入れ歯の治療）の実技を学び直した人で、一元論者ではない。(7) 長尾の米国留学は、大正六年（一九一六年）で、この時代に米国で歯科医学を学ぶことが長尾を二元論に決定づけたのであるが、その事情は、後に改めてふれる。

戦前は、医学部の卒業生が歯科の道に進むケースは、別段珍しいものではなかった。とくに教職にある者には医師と歯科医師の二つのライセンスを持つダブルドクターが珍しくなかったのだが、ただ、その多くは口腔外科が専門で、補綴の実作業はその専門の職人である歯科技工士に任せるのが常だった。長尾は、これとは違って自ら実作業を学んで東京高等歯科に補綴科を開設した。すでにそれから三〇年を経ているが、東大医学部を出ていったん医師になった者が、改めて補綴歯科を学び直したいと相談に来て、目の前に座っている。戦争のために振り返る暇もなかったが、自分が選んだ道は、果たして間違っていなかったかと考えさせられる。ところが目の前に座った一人の青年は、まっすぐこちらを見て、意志堅固で迷いがない。特別の感慨とともに、長尾はむしろ勇気づけられた。

寿郎の転身については、この長尾の回顧譚に、満足しなければならないのだろう。しかし、自分がなぜ、大きな犠牲を払って歯科医師に転身しなければならないのか、寿郎自身が自分自身にうまく説明できてはいなかった。寿郎は、たしかにその意味を探していた。

石原寿郎は、昭和二一年の四月に東京医学歯学専門学校の三年に編入した。

昭和三年に設立された官立の東京高等歯科医学校は、戦時の臨時医専設立と同じ昭和十九年に医専を併設して東京医学歯学専門学校と改称していたが、終戦後の昭和二一年八月に、予科を併設して官立大学（旧制）となる。本科の専門課程が始まったのは昭和二四年で、その年に専門学校は廃止された。終戦直後に戦前の学制のまま歯科大学が設立されたのは、歯科医学教育を大学レベルにすべしというＧＨＱの強い後押しがあったためである。

専門学校の三年に帝大出の医者が編入してきたのだから、興味津々、ただの医師が歯科大学に編入してきたのとはわけが違った。戦後の混乱期のことだから、年齢は様々だが、その中でも飛び抜けて年かさのいった編入生だった。この時期、着るものがないので復員したままの将校服に将校靴だったが、その格好は嫌でも同級生たちの注目を集めた。その編入時の自己紹介で、石原寿郎は歯科医師への転身の理由を次のように語っている。

「歯は目で見て自分で治して、そうして、効果がわかる。内科みたいな、かたちのないものは、治ったんだか、治ってないんだか、訳が分からない」

同級生の染谷成一郎（一九五一年〜東京都新宿区で開業）は、石原が自分に言い聞かせるように、訥々《とつとつ》とした語り口でそう語った様子を昨日のことのように鮮明に覚えていた。それは若い専門学校生たちにとって、予想外の言葉だったのだろう、その場に居合わせた幾人かの同級生の記憶に、その言葉ははっきりと刻まれた。だれにも、その言葉の意味はわかった。しかし、だれも納得できたわけではなかった。

終戦直後、医師という資格がインフレ状態にあったことを忘れてはいけない。

ひとつは、臨時医専という戦争の残り滓である。二万人近い死傷者を出したノモンハン事件を契機に、隊付き軍医の不足が問題視され、昭和十五年、七帝大六医大に臨時医学専門部が設けられた。さらに昭和十八年、戦時非常措置として公立の七つの女子医科専門学校が設置された。これがいわゆる臨時医専で、終戦とともにすべて廃止されたが、学校は廃止されても卒業生は出る。卒業生は繰り上げ卒業で医師となった。また医専を併設した昭和十九年、東京医学歯学専門学校では歯科医師を医専の三年に編入させる医学科が設けられた。先に述べた一元論が国の制度を動かした結果である。この編入一回生は終戦の混乱期、学年短縮措置（昭和二〇年勅令第二一六号醫師免許の特例に關する件）により昭和二〇年の九月に卒業して、インターンはおろか国家試験もなく医師免許を与えられた。(8) 旧制中学を卒業して歯科の専門学校に入った者が、この混乱期に医専に転じてわずか一年余りで医師免許を得てしまったのである。

終戦直後には、兵役を解かれた者ばかりでなく、朝鮮、台湾、樺太、満州から引き揚げてくる医師が続々と内地の都市部に集まった。数字だけを見ても、医師の数は昭和十六年の六七、六一二人を戦前のピークとし、それがわずか三年後の昭和十九年には一一、一三六人にまで急減、そのまた三年後の昭和二二年には戦前の数を超えて七〇、六三六人に増加している。(9)

大量の臨時医専卒の医師が世に出た翌年、東京歯科大学とともに官立のこの東京医科歯科大学、翌年に大阪歯科大学、日本歯科大学、日本大学歯学部、合わせて五校の明治・大

(8) 長尾優：一筋の歯学への道普請．医歯薬出版, 東京, p.168, 1966.
(9) 番匠谷光晴：戦後の医療供給体制の整備動向に関する一考察，四天王寺大学大学院研究論集．(8), 2013.

正期に始まった歯科医専・専門部が旧制大学として発足した。この時点では、まだ旧制の大学である。戦後のかなり長い期間、この旧制五大学の卒業生が、わが国の歯科の分野を左右する存在となる。東京医科歯科大学は官立大学とはいえ、戦時中に専門学校となったばかりでの大学昇格なので、古い私立四大学の教員らは、やや軽んじて「お茶の水」と呼んだ。

この年、昭和二二年に学校教育法が制定され、新制大学制度に変わって翌々年に福岡県立九州歯科大学が発足、国立学校設置法が制定され、翌年大阪大学にも歯学部が発足し、昭和二〇年代後半には大学出の歯科医師が続々と誕生したのであるが、彼らは自分たちの少し年上の医師の中に、旧制の中学卒で十分な教育を受けることなく医師となった者が相当数いることを知っていた。

歯科医師の教育と資格について、医師と一元的に扱うべきか、別物として扱うべきか、官立大学の設立をめぐって戦前・戦中から議論があったが、戦後、歯科大学の設立に伴って、議論の余地なく歯科医師は医師とはまったく別の資格として定着していく。学問も資格制度も欧米のかたちを真似るわが国では、その歴史的な必然のないところでかたちができあがる。こうして、歯科医師自身が、たんなる職業の資格ではなく、医師に準ずる歯科医師という社会的身分を強く意識し、「医師でない医師」という歪んだアイデンティティに悩むことになるのである。

専門学校時代の寿郎は、ただただ勤勉な学生で、深夜まで実習室に一人残っていることが多かった。同級生らが専門学校の二年で修了していた実習を居残ってしていた。同級生の平沼謙二（一九六三～九八年 愛知学院大学教授）は、その姿に歯科を学ぶ強い意志を感じて驚いたと語っている。こうして専門学校を卒業したのは、寿郎三〇歳の春である。在学中に産まれた長女は二歳になっていた。卒業にあたって学長の長尾は自分の大学に勤めることを勧めた様子だが、寿郎は卒業するといったん東大の金森教授の医局の助手になった。同時に、「お茶の水」の補綴学教室にもしばしば顔を出すような生活が始まったらしい。俸給をもらうようになると、弁護士事務所の二階にあった学生時代からの下宿を引き払い、五年にわたる別居生活に終止符を打って、代々木に居を求めた。

この年の暮れ、父親が大量の吐血で倒れた。義兄、弟、そして自分の三人とも医者だったが、為す術はなかった。歯科医師になっていた寿郎は、ほんの繋ぎであるが、父の没後、愛知県蒲郡の歯科医院を継ぐことになった。

長尾は、突然、帰郷の挨拶に訪れた寿郎に「甚だ遺憾だが御気の毒に堪えないと思うが、然し考え様によっては不幸を或いは善い方向に向けることが出来ると思うから、私の言う提案を実行に移して貰いたい。その案は、①学校で習得した歯科医術を少しもくずさずに患者に遂行すること、②父よりもよくハヤリッコになること、この2つの条件を充たした上で上京して欲しい、これを遂行すれば、君の将来目標としている補綴学を進める上でその間のブランクは決してマイナスとはならない（原文ママ）」と語って「堅い約束を交わして袂を分かった」(6)という。

その後、わずか一年で東京に戻るのであるが、自宅の歯科医院で働いたこの一年のことを、寿郎は「頭で考えるんじゃなく、実際やってみることが勉強になった」と繰り返し語っている。自宅歯科医院の傷だらけの木製の技工台はワックスを吸って光っていた。帯環金《たいかん》属冠をつくるための圧延《あつえん》ロールと圧印《あついん》用の鉄床、義歯をつくる蒸和釜《じょうわ》、使い込んだ器械のその一つひとつがいとおしかった。妻の和も、金冠を磨き、蒸和釜でゴム床を焚きあげる仕事を手伝った。姑は厳しい人で、嫁の和が台所に入ることを喜ばなかっただけに、石原の家の働き手として認められることは嬉しかった。いまでもゴムの焼けた臭いを嗅ぐと、技工室で働いているような錯覚にとらわれる。

翌秋に上京した寿郎は、東京駅に着くとその足でお茶の水の校長室に長尾を訪ねた。「先生から言われた2つの条件を完全に実施した上、その間家計も完全に整備したから再び勉強できるようにして戴きたい。」(6)

習ったことを曲げずに診療し、父のときよりも患者を増やしたと報告したのである。長尾は、喜んで補綴学教室に受け入れ、歯科の研究業績のほとんどない寿郎を講師に抜擢《ばってき》した。

寿郎が帰郷した昭和二四年の三月末日をもって長尾校長の専門学校は廃止され、旧制大学予科の募集も停止、翌月から新制東京医科歯科大学の専門課程が始まっていた。翌年の九月、上京するや否やまだ実績のほとんどない寿郎を講師に任用したのは、教員が不足していたという事情はあったものの、特別な計らいと言ってよいものだった。

この同じ年に、もう一人、寿郎より一つ年上の男がこの大学の講師に任用された。この後、寿郎と深い因縁をもつことになる総山孝雄《ふさやまたかお》（一九六〇〜八二年東京医科歯科大学教授）である。

総山が東京高等歯科学校を卒業し同校口腔外科の副手になったのは、昭和十三年四月、二一歳のときであった。身体が大きく柔道をはじめスポーツならなんでもしたという総山は、その年の十二月に徴兵され近衛歩兵第三連隊の二等兵となった。[10] 本人の書くところによれば「雑巾掛けとビンタで散々苦労し」たが、ほどなく幹部候補生試験に合格し、陸軍通信学校で「八カ月間徹底的に鍛えぬかれた。」「祖国愛に燃えて青春のエネルギーのありったけを注いだ」錬成を経て、通信将校として南支那（中国南部）に派遣され、さらに仏印《ふついん》（インドシナ半島）進駐に加わり、太平洋戦争開戦に伴ってタイ、マレー、シンガポールと転戦し、通信中隊長大尉としてスマトラで終戦を迎えるまで、じつに八年近く兵役に服した。

スマトラ駐屯の三年半、現地のバタック族に魅せられて、余暇のすべてを民族学に費やした。日本の敗戦を機に、インドネシアでは民族主義勢力が独立を宣言するが、進駐してきたイギリス軍と旧宗主国オランダ軍は降伏した日本軍をこの独立派と戦わせようとした。しかし、振り返れば、大東亜解放は日本の戦争目的そのものだったではないか。総山は、軍の特命を受けて、独立派との衝突を避けるために諜報と謀略のスマトラを東奔西走。インドネシア解放青年組織との争いで数千人のインドネシア人の死者を出したテビンティンギ事件では日本軍渉外部の代表として事態の収拾役を果たした。最終的に、この独立派に日本の多数の将兵が身を投じたとされる。[11]

この独立戦争を戦って内地に戻ったのは、終戦から一年を経た昭和二一年八月、内地は、

(10) 総山孝雄：わが人生と学問の来し方を顧みて．総山孝雄退官記念論集．第一歯科保存学教室業績集．総山孝雄教授御退官記念会, 東京, p.41-45, 1982.

(11) 総山孝雄：スマトラの夜明け—アジア解放戦秘話—．講談社, 1981.

進駐軍一色だった。とりあえず郷里の岐阜の美濃に身を寄せ父親とともに診療を始めたが、恩師中村平蔵の強い勧めで上京。しかし、軍歴のために国立の大学には戻れず、檜垣《ひがき》麟三《りんぞう》（一九二九年〜東京高等歯科医学校教授から専門学校を経て一九六〇年 東京医科歯科大学退官まで教授）の下で非常勤講師として勉強を続けながら、東洋女子歯科医学専門学校の教員となった。本郷台の校舎を空襲で失ってかたちばかりの分散授業を続けていた東洋女子歯科医専は、昭和二二年の文部省による（もちろん多分に駐留軍公衆衛生福祉部による）歯科医学校の評価でBランクの烙印を受け、翌年からの学生募集を停止、自動的に廃校となる運命になるのだった。

「津田沼の旧陸軍兵舎跡地の仮校舎へ移転して間もない昭和21年12月1日に中隊長で復員された総山孝雄先生が赴任してこられました。……『高等歯科』始まって以来の秀才と噂の高かった」[12]総山は、早速教育計画を立てて特訓を始めた。「1年間のブランクを取り戻さねばと、4年生全員が寮に入って、寒い夜、暖房も無く裸電球の教室で授業を受けた」[12]

　こうして総山の指導した東洋女子歯科医専は、初の歯科医師国家試験から廃校までの三年間、本邦ナンバーツウの国家試験合格率をあげて注目を集めたのである。

　その総山が、第一次公職追放解除によって東京医科歯科大学の保存学教室の講師に任用されたのが石原寿郎と同じ年だが、この年の六月に朝鮮戦争が始まり、世の中は特需景気

(12) 吉田恵美子：東洋に在職中の先生，総山孝雄退官記念論集．p.35, 1982.

に沸く。しかし、総山は、講師に任用された直後、数年来の無理がたたったものか肺結核を発病し、二年余りの療養生活を余儀なくされる。もっとも療養中も、学会誌などへの投稿は続け、昭和二五年二二編、昭和二六年十二編、昭和二七年こそ完全休養となったものの、昭和二八年には十四編の記事・論文を発表している。異能の人である。

兵役に八年近く、それがまた教職に就いた矢先に療養を強いられ、高等歯科を出て十一年の回り道をした総山のケースは特別だが、専門学校を出た歯科大学の教員は多かれ少なかれ、それぞれの戦争と戦後を経験して職を得ていることを念頭に置かなければならない。

石原の話に戻るが、そこに落下傘のように大学に舞い降りた石原は、周囲の専門学校出の教員たちからみればやはり異分子だった。なぜ、医学部から歯科にやって来なければならないのか、所詮は落ちこぼれであろうと陰口をたたかれるのであった。鶏頭牛後《けいとうぎゅうご》だという者もいた。医学部の劣等教員よりも歯学部のトップがいいという処世術に長《た》けたやつに違いないという陰口である。

いつもの悪い癖だが、私は和夫人の話を聴きに来て、話を聴かずに、いつの間にか自分でつくったものがたりを得々と話してしまっていた。気がつくと、窓辺に西日が差し込んでいた。

「石原が偉い偉いって皆さんおっしゃるんですが、どう偉いんですかってお尋ねしても、教室の方はどなたも教えてくださらないんです。でも、今日は分かりましたわ。皆さんがお分かりになってらっしゃらなかったのね。」和夫人は、いたずらっぽく微笑んだ。

ほんとうは内緒にしておかなければならないんでしょうけど、と言いながら、ひとりの大学院生の話を始めた。

「あなたがおっしゃるとおりなんです。大学院生だったKがひとりでここに来たことがありました。」和夫人は、一人の現役の大学教授の名前を呼び捨てにして、語り始めた。

「Kと二人で部屋に入って、二人ともひと言もしゃべらないんです。」襖《ふすま》を閉めても、話している様子がない。何か不吉なことが起こりはしないか、ずいぶん気を揉《も》んだ。


二人は黙りこくったまま、座卓を挟んで対峙していた。

石原の前で首を垂れたままKは、ひと言も説明しようとしない。

医学部を受験する気持ちは変わらないと言ったまま、黙りこくってしまった。

「君は、医者というものに何か特別の思いがあったのか。」

首を振って否定するでもないが、何か言おうとするでもない。首を深く垂れて動かないのは、目を合わせたくないだけのためなのだろう。Kは、悪さが見つかって父親の前に引き出された子どものように小さくなっていた。短躯の割に不釣り合いに大きな顔の中に、才気というものをまるで感じさせない垂れ下がった瞼《まぶた》が下を向いているのを観察しながら、自分がこんな冷徹な見方ができるものだと驚いた。なぜ、この男を院生にしたのだろう。院生になって半年も経たないうちに、要領がいいだけの男だということがわかった。それを見抜けなかった自分が情けなかった。

この男は、医師というライセンスに対して、考えるのも馬鹿馬鹿しいほど幼稚で俗悪な憧れをもっている。医師が扱う人の命というものは、歯科医師が扱う人の生活というものと、実はまったく同じものなのだと言ってやるべきなのだろうが、そんな言葉が通じる相手ではない。

「ボクだって、いま受けりゃ受からないかもしれないよ……、勝手にしろ」

ほとんど腹立ちまぎれに、口をついて言葉が出てしまった。

「勝手にしろ」と、寿郎の大きな声が聞こえてしばらくすると、Kは何も言わずに帰っていった。

　このとき、石原自身、歯科医学という学問について、気持ちがぐらりと揺らぐような錯覚を覚えた。Kが帰って、和夫人が部屋に入ると、「どうしても医学部を受けたいのだそうだ。つまらん。」と言うなり、立ち上がって書斎に入ってしまった。ほどなくベートーベンが聞こえてきたので、もうそれ以上、尋ねるわけにはいかなかった。

　寿郎が、自室に籠《こ》もってレコードをかけるときは、独りにしておいてくれ、という意思表示であった。和を呼んでいっしょに聴くときには、寿郎は多弁だった。たとえばクライバーのコンセルトヘボウをかければ、これはモノラルだがどうしてステレオのように聞こえるのかという音響学の話から、ほらここは村人との語らいだよ、雷鳴がとどろいているだろと表題音楽というものについて解説し続けるという具合だった。普通、これをやられたらきっとうるさくてたまらないが、寿郎のは不思議にそうではなかった。

　八高時代の親友の正村隆は、大須の音楽喫茶に誘われて、〝田園〟を十回も聴かされたという。〝シンフォニー七番〟は、寮の食堂のラジオで聴かされた。チャイコフスキーの〝悲愴〟を聴かせたいと、松坂屋ホールのレコード演奏会に誘われたこともあった。正村には、指揮がだれでも同じようにしか聞こえないのだが、寿郎はその違いをどうしても分からせたいという親切心を抑えられないようだった。

襖の向こうでは、〝シンフォニー六番〟が流れていた。

石原は、大学院生のKが、医学部を受験すると言い出したことに腹を立てていた。いや、腹を立てるというよりも、悩んでいたというべきで、そのためにこの日、自宅にKを呼んだのだが、訪れたKを見て、話す言葉が見つからなかった。ほかの学生にそうするように、レコードでもかけて、オペラの話でもしてやればよかったのだが、そんな気持ちの余裕がなかった。

教室には、幾人か専攻生がいた。専攻生はいわば働き手の研究生で、働きながら研究者になることはできたが、カリキュラムはない。大学院のほうは、講座の教授が責任をもって研究者教育をする。当時は、歯科医学の研究者を育てるという感覚が強かった。研究者を育てることに人一倍の熱意をもっていた石原にとって手塩にかけた院生を失うことはつらかった。しかし、それ以上にようやく歯科の大学院を終えようという者が、歯医者を辞めて医者になりたいと言い出すことが情けなかった。医者の医療というものが、患者に対して大きな権力をもっているのに対して、歯科の医療は生活の視線をもつものだ。研究者を育てるときに、この歯科の優位性を伝えることはほとんど不可能に近い。それを事実として突きつけられてしまった。

Kの五期前、教室の最初期に二人の大学院生を採って苦労をした。ライバル心は、稀に抜き差しならない不仲を生むことがある。その競争心が、研究や臨床に向かってくれるならいいのだが、始終いがみ合いで、研究もまともに進まなかった。研究者には基礎医学を学ばせる必要があるので、歯科臨床の面白さを教えることはどうしてもなおざりになる。このために、目的のない競争が生まれる。結局、勉強熱心なほうを外に出す結果になった。もう金輪際、二人の院生は採らない、熱心な学生一人しか採らないと心に決めた。それが、またこの始末だ。

医者になると言い出したKは、結局、医学部受験に失敗して石原に身の振り方を相談し、一年間、外部の病院に出た後、助手として採用することになった。そのKは、石原の没後しばらくしてある国立大学の教授となった。

二　粉砕学

石原が、東京医科歯科大学の教員となって最初に着手したのは、咀嚼能率の研究であった。蒲郡から上京して補綴の研究室に顔を出すなり、「粉砕学をやる」と目を輝かせて教室員に語った。(1) ピーナッツや生米を粉砕させて、入れ歯の咀嚼能力を測る試みをこう呼んでいるのだった。

補綴の研究室は、大学の本館の地下にあって、教室員は「潜水艦」と呼んでいた。

石原は、学生の実習でも臨床でも、「で、この処置で能力は回復したと思いますか」「どうして能力が回復したと言えるんですか」とつねに熱を込めて話した。技術的なことでも疑問があると、「ちょっと、君の考えを教えてください」と声をかける。そして静かに聞いていて、心から「ありがとう、ありがとう」と丁寧に感謝の言葉を述べる。訥々として礼儀正しいのだが、胸襟《きょうきん》を開いて人の話を熱心に聞くものだから、自然と石原のまわりに

(1) 高野鉄男：ジャパニーズ・マンリー　石原寿郎先生を想う．東京医科歯科大学十六回生二十周年記念誌，同編集委員会発行, 東京, 1970.

議論の輪ができた。若い教室員は、その潜水艦の中で石原を囲んで、暇さえあれば議論をした。

悪くなった歯に金冠《ゴールドクラウン》をかぶせて回復したり、失った歯を固定性の入れ歯（ブリッジ）で補うのが、この教室の専門分野だったが、石原ははっきりと学問としての補綴学の目標を明言した。

「咀嚼能力の恢復向上は、歯学終局の目的として第一に挙げられるべきもので、殊に補綴学に於いてはその重要性が昔より繰り返し強調されている。(2)」

入れ歯を装着しておしまいではなく、かめるところまで責任をもつ、補綴処置にとどまらず、咀嚼能力の回復が第一義なのである。咀嚼能力の回復を目的にする以上、咀嚼能力の評価をしなければならない。悪い状態を客観的に評価しなければならないし、回復したというならそれを評価しなければならない。負担をより少なく、回復をより多くするために研究をする。基礎的な研究の場合には、その焦点距離がぐんと伸びるが、目的は同じだ。石原の研究の目的は明確だった。

補綴治療は治療結果の具合のいい悪いが患者にわかる。患者が治療結果をそれなりに判断できるために、あえて施術者が、結果を評価する必要がない。通常、医療技術は、その

(2) 石原寿郎：篩分法による咀嚼効率の研究．口病誌, 22(4): 207-255, 1955.

成績を評価することによって改良され発達するものだが、補綴の場合には評価学が弱い。評価学が弱いものだから、たとえば歯のかみ合う面をどのようなかたちにすべきかと考えるとき、臨床評価ではなく伝承や経験あるいは古くからの理論に従わざるを得ない。これでは学問にならない。このために、石原は、何はさておいて、まず咀嚼能率評価の実証研究に着手した。

複数の治療の有効性は、比較しなければ優劣は分からない。比較するには、比較の測定器（メジャー）がなければならない。しかし、そこには困難があった。

このものがたりでは、古い雑誌の記事、学術論文はもちろんだが、座談記事の中から文章を切り取って使う。石原が補綴学を根本のところでどう捉えていたか、もっとも古い座談記事から、うかがうことができる。

「補綴が一つの科学として成り立って行くためには、他の分科と同じように実証的でなければならない。これは当然でありますが、補綴という分野は、その仕事の性質が非常に特殊であって、いわゆる歯科医学の中の生物学的なものからは一寸離れた存在だと、思われるのです。考えてみると補綴ほど色々な意見の対立があって論争しあって…。色々な説があっても、実験的に説明されたことは少ないようです。…どのような補綴物が機能的に良いかということを実証することが非常に難しい。」(3)

実証が難しいというこの石原の発言は、昭和二八年の歯科雑誌に掲載された座談会(3)でのものであるが、石原はこの当時、マンリーら（R.S. Manly *et al.*）(4)が咀嚼能率に影響を及ぼす要素について詳しい測定を行っていることを紹介している。咀嚼能率は機能評価の一部に過ぎないが、まず実証的に評価しやすいところから着手したのである。石原も、マンリーらの方法に倣って、ピーナッツや生米をかんで、それを呑み込まずに吐き出して篩《ふるい》にかけて計測するという方法を使った咀嚼能率の実証研究に取り組む。ずいぶん原始的な試験方法にみえるが、「食べる」という評価法を採り入れたところに実証研究としての価値があった。

この座談の二年後に「篩分法による咀嚼効率の研究」(2)が、まとまる。これは、検査の妥当性から始まり補綴の種類による咀嚼能率を比較して客観的な結論を出すところまで四九ページに及ぶ大論文だが、このとき石原は、「補綴物の細部の構造について、咀嚼能率を比較し客観的な結論を出す」ことを遠望していたので、その道筋を考えると最初の手がかりを得たに過ぎない。

（3）高橋新次郎，山下浩，渡邊義男，石原寿郎，大西正男，石川梧郎：座談會 現代歯科醫學の悩み（一）あすへの希望．歯界展望, 10(3): 83-90, 1953.

（4）Manly, R.S., Braley, L.C.: Masticatory performance and efficiency. J. Dent. Res. 29: 448-461, 1950.

座談司会役の高橋新次郎（一九三七年の東京高等歯科医学校から東京医科歯科大学の一九六二年まで矯正歯科学講座教授）は、矯正歯科が専門だが、同じ咀嚼能率の実験でも、マンリーの場合は、「かむ面の広さとか、咀嚼の圧力とか下顎の運動とかいうものを細かく調べ、そのバラバラのものに一連の繋がりをもたせて体系を作っていく。ところが日本でも随分やっているけれども、その一つ一つが線香花火的」と、手厳しく日本の研究者の仕事を批判している。

実証の上に体系を、という学問のステップを、石原に期待したものと読むべきなのだろう。実際、石原は自ら開発した咀嚼能率の検査法を使って、この後、総義歯、部分義歯および一本義歯（一本の歯を補う入れ歯）の評価、[5]かみ合わせ面の面積の評価に答えを出し、[6]並行してポリエチレンフィルムによるかみ切る能力の評価法、[7]チューインガムを使った混ぜ合わせる能力の評価法など[8]咀嚼能力評価の研究を発展させている。しかし、これらは予備実験と言えばたしかに予備実験で、結局体系化には至っていない。

むしろ石原の関心事は日々の診療に役立つ研究にあった。たとえば一本義歯の評価は、そのひとつだ。歯列の中でもっとも大きく重要な第一大臼歯は、むし歯になりやすく、むし歯がひどくなって処置される根管治療の予後も良くなかったので、この歯が最初に抜か

(5) 石原寿郎：第一大臼歯欠損例の咀嚼能力と一本義歯の咀嚼効果．歯科評論, 177: 5-13, 1957.
(6) 平沼謙二：咬合面積並びにその咀嚼能率に及ぼす影響．補綴誌, 1: 17-36, 1957.

れてしまうことが多かった。戦後しばらくは、第一大臼歯のむし歯がひどくなって歯医者に抜かれると、そのまま放置されるのが常だった。放置するのが常だから、両隣の歯を削ってブリッジを入れることには歯医者のほうが二の足を踏んだ。ここで、失った第一大臼歯一本を補うためにつくられる部分入れ歯が「一本義歯」である。この一本義歯は、後に「ポケットデンチャー」つまり患者がその必要のない入れ歯を口から出してポケットに入れてしまうためにそう呼ばれ、患者に歓迎されない手抜き治療の代名詞のようになる。しかしこの昭和三〇年当時、この補綴方法を、歯を削らないという点で推奨する学者が多かった。積極的推奨ではないが、歯を削って適合の悪いブリッジを入れることに比べれば、はるかに結果がいい。硬いエナメル質を削るためのダイヤモンドポイントも高速切削器具も普及していない時代には、とにかく歯科医師は歯を削ることから逃げたがるものだった。歯医者が歯を削りたがる人種だと世間で揶揄《やゆ》されるようになるのは、高性能の高速切削器具が使えるようになった昭和四〇年以降のことである。

「一本義歯」は歯を削ることを避けたがる歯科医師が好んだ補綴処置だったが、入れ歯の専門家は、一本義歯が好んで処置される現状について、歯を削らない、歯周組織に害を及ぼしにくい、ブリッジを支える支台歯の負担を軽くするといくつかの理由をあげて、「仕

(7) 小沢至：ポリエチレンフィルムによる咀嚼切断能力の研究．口病誌, 26: 274-292, 1959.
(8) 小沢至，橋本譲：チューインガムによる咀嚼混合能力の測定について．補綴誌, 3: 53-55, 1959.

方ない面がある」という。きちんとつくればそれほど悪いものではないという主張は、実は補綴学者に多かった。

これに対して石原は、一本義歯が咀嚼能力を十分に改善しないことを実証して、議論に一石を投じた。石原の研究では、米粒を粗くかみ砕く際には、一本義歯もブリッジも能率には差がないが、細かく粉砕する能力には大きな差が出る。(5)

昭和三三年の夏、医歯薬出版がアレンジしたものだが、石原は大阪に乗り込んで、この一本義歯について大阪大学の三人を相手に語っている。(9)

機能的な根拠からブリッジを選択したいとする石原に対して、大阪大学の三人の補綴学者は、ブリッジの優位性を認めながらも、一本義歯は捨てがたいと主張する。最後に石原は言う。

「先入観的な好みで議論しても始まりませんから、当然どのような場合はブリッジを、またどのような場合には一本義歯をという適応症の区別が問題で、ただ一本義歯は簡単だからとか、歯を削るのがめんどうだからという理由や、あるいは外的な制約に服従してしまうことには反対です」

先入観や思い込みで判断しない。徹底して文献を吟味する、文献が不足であれば、自分

(9) 河合庄治郎，石原寿郎，小室史郎，下総高次：第一大臼歯欠損の補綴．歯界展望, 15(10): 1028-1037, 1958.

で実験する。それが叶わぬ場合には、臨床家の経験を尊重する。これは、石原が父の診療所を継がずに大学で俸給をもらって生計を営むことを決意したとき、つまり研究者の道を選んだときに、いわば自分に課した戒律だった。

石原は、咀嚼能力の測定を簡単にするためにメスシリンダーとロートと篩からなる「簡易測定装置」を開発した。論文に掲載された写真を見るかぎり、中学校の理科の実験装置みたいなもので、簡易は簡易だが、とても簡便に検査ができそうには見えない。しかし、これをもって「咀嚼に関する基礎研究はかなり進んで来たにもかかわらず、未だ臨床へ直接これを結びつけるには至らなかったが、著者らはこの装置によって咀嚼能力試験をできる限り日常化したいものと考える次第である。」(10) などと天真爛漫《てんしんらんまん》に書いている。歯科治療の結果を日常的に検査できるようにすることは、石原が考える臨床研究の補綴学では、基本中の基本だった。

「臨床診断と治療の指針として、歯牙欠損、不正咬合などによる咀嚼能力の低下と、補綴的、矯正的あるいは外科治療後の咀嚼能力恢復の程度を知っておくことは極めて有意義…」と考えていたのだが、しかし、当時はもちろん、今も、歯科では診断のために咀嚼能力を

(10) 石原寿郎，平沼謙二，富士川喜彦：咀嚼（粉砕）能力の簡易測定法．歯界展望, 14(10): 1066-1069, 1957.

検査することも、治療後その回復の程度を知る検査をすることも、ほとんど行われていない。石原と同じように、実用化できる咀嚼能力の検査を探し求めていたのは、九州の横田成三《せいぞう》（一九四七〜七五年 福岡県立歯科医専・九州歯科大学矯正学教授）くらいだった。(11) 歯科医療で機能評価を重視していた者は多くはなかった。右の文章で、「矯正的」と出てくるのは、横田の研究を念頭においているからに他ならない。

歯科治療では、理屈どおりのかたち、理想的なかたちをつくって、それでかめないなら、患者に問題があると考える。矯正治療においても、補綴処置においても、多くの歯科医師は、今でもそう考えている。

「なぜ」と問わずに、決められた仕事を決められたようにやるのでは、職工と変わらない。「技術を教えるだけなら大学なんてものは要らないよ」石原は、常々そう言った。つねに疑って、調べる、そして考える。それが経験科学の基本だが、補綴学にはそれが乏しかった。

日常臨床は、疑問だらけだ。石原が考えていたのは、高橋や大西がイメージしていたような職業的研究者の研究ではなかった。

「毎日やっている日常の臨床が、貴重なデータなんですから、それを確実に整理しておく

(11) 横田成三：咀嚼機能の模型化による咀嚼粉砕の基礎実験．九州歯科学雑誌, 8(3): 1-14, 1954.

ということも必要です。」「補綴物を入れたときに治療が始まったのだという考え方で長期観察をしてレコードする。これはなかなか出来ないけれどもやはりしなくてはならない大きな仕事の一つでしょうね。」(12)

いまでも十分に新鮮な考え方だが、こう語っているのは昭和二八年である。日本では大学でもまったくできないことを、米国では一介の開業医がやっている。今で言う臨床疫学だが、これこそが臨床の研究だと石原は考えていた。

そういう考えのせいもあったのだろう。後に教授となっても、開業の臨床医に示す敬意は、一方ならぬものがあった。大学内では融通の利かない堅物の学者という評判があっただけに、身近に接した開業医は壁をつくらないそのフランクな態度にだれもが驚いた。今では大学教授の値打ちもずいぶん下がったが、大学の数が少なかった昭和三〇年代の大学教授といえば偉いもので、石原の開業医に対する態度は、特異なものだった。中でも銀座英國屋の二階で開業していた片山豊には、臨床の先輩として尊敬の念さえ懐いていたが、同時にクラシック音楽を深く理解し合うことのできる友人でもあった。

「臨床家ゆえの慧眼《けいがん》というやつだね。ギージー(A. Gysi)についての片山先生の見識には舌を巻くよ。」妻の和は、大学の研究者に厳しい寿郎が、開業医の片山を褒め上げるの

(12) 高橋新次郎，山下浩，渡邊義男，石原寿郎，大西正男，石川梧郎：座談會 現代齒科醫學の悩み（二）あすへの希望．歯界展望，10(4):116-122, 1953.

を微笑ましく思った。ただ、ギージーのセオリーについてよく理解しているというだけではない。実地に手を動かし、患者の反応を観察し、翻《ひるがえ》って理論を学び、再び臨床で工夫する。臨床医は、歯科医であると同時に一人の研究者だった。なるほど補綴学は、日々の臨床観察によって初めて成り立つのだ。

「歯は目で見て自分で治して、効果がわかる」、「日常の臨床が、貴重なデータ」と語るとき、石原は医学全体を見ていた。いまの医者は、薬を使うが、薬をつくることはしない。それは六〇年後の私たちには、医者たちは製薬会社《ビッグファーマ》の言うままに考え、製薬会社の言うままに処方する、という声に聞こえるのだ。

三　ギージーの嘘

やや専門的な話をしなければならない。

昭和二八年の座談会を企画したと思われる大西正男（一九六〇～七八年まで東京医科歯科大学予防歯科学講座教授）は、戦争期に米国で進んだ細菌の形態学の研究を例に、米国の研究について穿った見方を紹介している。自然科学は実証的な研究とともに、それを体系化するときに「何%かの嘘が入ってくる」というのだ。大西は、そこからさらに飛躍して、「石原先生のギージーの話ですけれど、ギージーがあんなうまい嘘を言った…（笑声）あそこまで出来るわけがない、というやつなんです。」(1)と、石原の発言を促す前に楽屋噺《がくやばなし》を引用している。おそらく大西は、この「ギージーの嘘」を話題にすることを頭に描いてこの座談会に臨んだのだろう。

「四十年位前にギージーが顆路、切歯路から色々批判はあるとしても非常に明解な作図法で、いわゆる軸学説、咬合局面学説をつくりましたが、それが非常にはっきりしていて鮮

(1) 高橋新次郎，山下浩，渡邊義男，石原寿郎，大西正男，石川梧郎：座談會 現代齒科醫學の悩み（一）あすへの希望．歯界展望, 10(3): 83-90, 1953.

やかな見せ物であったために、…」[1]今なお咬合の理論体系は、ギージーを超えられない。ギージー以後、その軸学説が虚構であると言われながら、軸学説を超える下顎運動理論は出ていない、こう石原は解説する。ギージーを批判して、口の中に何も入れないであごの動きを調べたのではだめだと、咀嚼運動の研究を提起した研究者は少なくなかったが、その人たちの咀嚼運動理論は実際に補綴物にどう反映させるかというところにまでは至らなかった。そのためにギージーの「鮮やかな見せ物」が「見せ物」と分かっていて、いまなお超えられないのだと石原は語っている。

やや専門的になるが、ギージーを知らない人のために石原に代わって解説しておく。

一九〇八〜一九一〇年にアルフレッド・ギージーが体系化した軸学説の特徴は、下顎を横に動かす運動について、あごを右に動かす場合は右関節の後ろに、左に動かす場合は左関節の後ろに回転軸を仮想し、その軸の位置と傾斜を各人各様のものとしたところにある。この各人各様の位置と傾斜を求めるために、ギージーはスノウ（G.B. Snow）によって考案された顔弓（フェイスボウ）と呼ばれる洋弓形の道具を利用して、下顎の動きを耳の前に付けた垂直の板と前歯の前に付けた水平の板に描かせる技法を確立した。右に動かす場合は、垂直の板を左の耳の前に、左に動かす動きは同様に右の耳の前に垂直の板を付けて、あごの関節が前後方向にどのように動くか弾筆（スプリング仕掛けの鉛筆）で描かせる（平衡側矢状顆路）。水平の板は、下の前歯の少し前に置いてあごを左右に動かしたときの水平的な動きを描かせる（側方切歯路、その形状からゴシックアーチと呼ばれることになった）。同じ年、ベネット（N.G. Bennett）はあごの関節の、従来、あいまいに考えられやすかった下顎の立体運動を三次元的に明解に示した。そしてギージーは、この描記された軌跡から遡《さかのぼ》って下顎運動の軸を見出し、咬合器をつくりあげた。上下の入れ歯の接触関係をつくるために必要な、人間のあごの動きをシミュレーションできる咬合器である。ギージーに至る咬合器の進化が、それを可能にした。軸学説は、精密な作図を元にした理論であると同時に、実測と製作技術をつなぐ実用的なセオリーだった。

ギージーの軸学説が、画期的だったのは、縦横二つの描記板に描かれた軌跡から回転仮想軸を導き、その仮想軸を使ってあごの動きを机の上の咬合器というシミュレーター装置に移し替えられるようにしたことにある。患者のあごの動きを分解して再現できる咬合器を机の上に置いて、そこで入れ歯をつくることができるようになったのである。これで患者の口の中の型を採り、型からつくった模型を咬合器に付けて郵便馬車で送りさえすれば、遠く離れたところでも患者のあごの動きにぴったり合った入れ歯をつくることができるようになった。

ものがたりの話の腰を折ってギージーの軸学説を詳しく紹介したのは、石原が没後その権威者だと言われることになった咬合学という学問について、石原が次のように語っていたことを紹介したいからだ。

やや時代は下るが、石原は次のように表現している。

「Gysi は軸の存在に対しては立ち入った実験的な証明をすることなく巧妙な見通しをもってこれを予想し、有軸運動との仮定をもとに理論を展開したのである。しかし全部床義歯については、彼の理論と彼の咬合器とは、非常に簡略な術式を与え臨床上に多くの場合満足な結果が得られたし、他にこれにとって代わるべき理論体系も出なかった」(2)

米国では、ギージーの咬合器はそれほど高い評価を得てはいなかった。むしろ、その使いやすさのために新しいハノウ（R.L. Hanau）の咬合器が優れていると考えられていた。

しかし、「Hanau を起点とする米国流の下顎運動理論を Gysi とは別個のものとみなす向きもあるが、これは…Gysi 説のあいまい化された亜流に過ぎず、臨床術式は別として、

(2) 石原寿郎：下顎運動の補綴学的な考え方とそれに対する研究の現状．阪大歯学会より抄録．歯界展望，15(12): 1317-1326, 1958.

原理的には独特のものではない」(2)と石原は言い切る。そして口の中にものを入れた状態の下顎運動、すなわち咀嚼運動の研究が起こると、ギージー説は決定的な批判にさらされることになるのだが、たしかに観察事実からすれば破綻しているにもかかわらず、それでもギージー軸学説を覆すだけの理論は出現しない。補綴物の実作は、科学的な観察研究からではなく、むしろきれいな仮説と設計図によって導かれている。人間の咀嚼運動の観察研究は、入れ歯(補綴物)をいかに設計するかという実作上の技法に役立つものとしては、当時も今も、ほとんど成果をあげていないのである。たとえて言えば、山谷の水の流れをいくら観察しても容易に治水はできないが、ダムの設計仕様書ひとつで、当座の治水はできる。そのダムが自然の摂理を知らないために、何十年という単位でみれば、自然災害を大きな人災に変えるに過ぎない代物であるとしてもである。ダムの構造設計は、山谷の水の流れを忘れて、アイデア次第でいくらでも遊ぶことができる。

石原没後のことだが、わが国では咬合学というものが複雑な理論体系となって今に至るまで混乱を極めることになる。

「ギージーは、咀嚼のうちから顎運動を切り離して研究し、しかも咬むことと無関係の顎運動の成績からいきなり実際の咀嚼にジャンプした。つまり一番やり易い、ところをやってしまって、あとは、これはかなわんぞというので投げたのでしょう（笑声）。（原文ママ）」(1) 先程の座談での大西の発言である。大西は、公衆衛生の学者だけあって乱暴にこう言い切っているが、この二〇年後、わが国の歯科では、空っぽの口の顎運動どころか、机の上の咬合学が一世を風靡し、咬合学の全盛期を迎える。さらに大西の指摘から四〇年後になって簡易な咀嚼運動の計測が一時流行するものの補綴の実用には非力で、六〇年後には歯科医師は模型を咬合器にマウントすることを忘れたにもかかわらず、マウントの基準である中心位について論じるという奇妙な咬合学が歯科医師を悩ませ続けるのである。

この座談会が行われたのは、昭和二七年の暮れ、石原がお茶の水に勤務し、研究生活に入ってまだ二年余りの時である。司会の高橋新次郎は「補綴学教室というものが、…教室全部が予備的実験を四方八方からやっていって、それを上のほうから体系付けていくというようなことが必要なので…」、石原君がそういう役割を担え、と言わんばかりの調子で言う。

「大勢の人が一緒に仕事をするという場合には、皆が納得するような原理を持つことが必要で、非常に強力なリーダーが欲しい。」大西もまた高橋と示し合わせたように、そのリーダーは歯科以外の広い分野を見渡せる人でなければならず、「やはり臨床家でなければばいかん」と言う。二人はそう語って、石原のほうを見たに違いない。

もちろん、「はい、そのように頑張ります」というような返事はしていないが、後に石原は教室のあらゆる研究をひとつの目標に向かって体系的計画的に進めることを常とした。石原の没後、補綴歯科学会誌の追悼特集号に、教室を代表して井上昌幸《まさゆき》（一九六九〜九七年歯科補綴学教室助教授）が寄せた追悼文に、研究計画をスケッチしたメモが掲載された。それが、体系的な研究計画を象徴するものととらえられ、石原の研究はすべて「秀れた機能を果たす歯冠補綴物をどのようにして作るか」という一筋の目標に向かっていたと、教室を代表して井上は書いた。(3)

しかし、石原が思い描いたのは、ここで高橋や大西が言うような強力なリーダー像ではなく、また新たな原理を打ち立てることでもなかった。もちろん「石原咬合論」というようなものでもない。たしかに、クラウンブリッジの基礎から臨床までの体系化をこの五年でやろう、下顎運動はこの五年だ、と何かといえば五カ年計画で、石原は研究の目標を明確に掲げて教室員にその目標を意識させた。総合的な研究計画を立てて、院生や専攻生に研究テーマを振り分けたのは、ごく当然のことであった。これは一人ひとりの研究が、ど

(3) 井上昌幸：業績を振り返る．補綴誌, 13(2), 1969.

のような臨床目的につながるか、自覚させることへの腐心であって、いわば教室員たちのために掲げた目標であり研究計画だった。

一定の期間が過ぎれば目標は切り替える。「教室の責任者ですから、それは当たり前ではないですか」きっと石原は、そう言ったに違いない。

四　鋳造冠

この時代の医療を語るとき、皆保険前夜という事情を抜きには語れない。

昭和二五年六月から始まった朝鮮戦争で経済はにわかに活況を呈し、この朝鮮特需が三年続く。その後、いったん景気は落ち込むが、翌年からは神武景気と呼ばれる空前の好景気が始まるのである。この好景気を背景に、社会党の左右両派の再統一、そしてそれに刺激されて自由党と民主党の保守合同が起こり、いわゆる五五年体制ができあがって、社会保障の充実が叫ばれた。(1)昭和三一年の初め、自由民主党の鳩山一郎首相は、施政方針演説において、「全国民を包含する総合的な医療保障を達成することを目標に計画を進める」ことを打ち出した。皆保険の宣言である。

経済企画庁が白書で「もはや戦後ではない」と宣言したその年、厚生省は初の白書で「経済復興が一応軌道に乗り、『戦後は終った』というかけ声さえある今日、真剣に社会保障

---

(1) 幸田正孝，吉原健二，田中耕太郎，土田武史編著：日独社会保障政策の回顧と展望．法研，東京，pp.3-5, 2011.

制度の本格的拡充という課題と取り組まなければならない」(2)と牽制した。できたばかりの経済企画庁と厚生省では、同じ国の政府と思えないくらい奉ずる国家観が違った。

この渦中、皆保険化を前にして主要な歯科の診療が次々に保険で給付できるようになっている。

昭和二四年に部分入れ歯の維持に使う両翼レスト付クラスプ、翌年に同じく部分入れ歯に使うパラタルバー、リンガルバー、その翌年には金属を鋳込むためのクリストバライト埋没材、入れ歯の土台部分のプラスチックとなる常温重合レジン、そして14カラットの金合金によるインレー、翌年歯槽膿漏の歯を動かなくするための仮の固定、翌昭和二八年には部分入れ歯の歯にひっかける14カラット鋳造鉤《こう》、そして金パラジウム銀合金が保険に導入される。

こうなると世の歯医者は「入れ歯は、保険じゃ出来んよ」と患者を断ることは難しくなった。補綴処置が曲がりなりにも、ほぼ保険でできるようになったのである。健康保険加入者は着々と裾野を広げた。しかし好景気が続くと、社会保障には軋みが生まれる。好景気でインフレが進むが、保険の報酬はいったん決まると簡単には改定されない。散髪屋は、組合で話し合って一年のうちに一〇〇円から一二〇円、一五〇円、さらに一八〇円と三度

(2) 厚生省.『昭和31年版厚生白書』p.10, 1956.

値上げするが、健康保険の診療報酬はそうはいかない。日本歯科医師会（佐藤運雄会長）は、日本医師会（谷口弥三郎会長）と足並みを揃えて昭和二六年末に、全国保険医総辞退を決議して診療報酬の一点単価引き上げを求めた。

昭和二七年には日本医師会がついに一時的に保険医総辞退を実施。会長が入交直重《いりまじりなおしげ》に替わった日本歯科医師会は総辞退のジェスチャーをするに終わったが、「汚職を糾繹し保険経済を救え」「歯科医の生活は既に限界に達した」と墨で書いたプラカードを掲げて白昼東京の街をデモ行進した。(3)

翌昭和二八年に金地金の統制が撤廃されたことにより、厚労省は昭和三〇年、金を用いる補綴処置に「差額診療」を解禁した。補綴物に金合金を使った場合、保険で給付できる14カラット金合金と、実際に使用した金合金の差額を患者から徴収する特例(注)を国が認めたのである。こうして歯科診療には、皆保険化のはるか以前から、保険の中に材料差額が組み込まれる特殊な構造がつくられたわけである。

昭和二六年の夏、米国から歯科医療界のリーダー五人が日本を訪れている。占領軍の公

注：昭和三〇年 保険局長通牒（保発第五三号）

(3) 日本歯科評論，カラタチ第111, 1952.

衆衛生福祉局長サムス大佐（C.F. Sams）は、その回想録で、サンフランシスコ講和会議直前の昭和二六年の夏、二ヵ月間の日程で「米国の有名医学校から優れた教授団を日本に招き……、日本人の教授たちに医学関係で特に問題になっていることや、特定の科目の教授法などについて助言した」(4)と、彼の発案による使節団についてふれている。

この使節団を迎えた側、お茶の水の長尾優にとっては期待外れだった。

「来朝したのは5人の米国一流の歯科医人であったが、上野の学術会議会場にて…、つまり討論会のようなものが開かれ、私もそれに参加したし、また彼等も前後して各大学を視察しに来たが、正直なところDr. Paffenberger以外の者は、特別にわれわれ大学マンに印象を残してくれた何物もなかった、…つまりこの一行は米国歯科医師会での一流人であったかも知れぬが、研究者としてまた教育者として接した場合、ただ何となく物足らなさを感ぜしむる結果であった。」(5)

長尾は、専門学校の大学化に際して、GHQ民間情報教育局の意識の高さに敬意すらもっていた。この二年前、米国教育使節団は、産業界における財閥解体、土地所有制における農地改革と並ぶ根本的変革を日本の科学・教育の分野にもたらした。(6)そのひとつは研究倫理だった。「証拠に対する謙虚、事実を集積する忍耐、発見を分かち合う心」という科学

(4) C.F. サムス，竹前栄治（編訳）: DDT革命　占領期の医療福祉政策を回想する．岩波書店，p.241, 1986.
(5) 長尾優：『一筋の歯学への道普請』（以下、道普請）p.204

研究の倫理観は、「競争社会アメリカ」についての彼の固定観念を覆すものだった。スポーツの争いがスポーツマンシップによって支えられているように、競争原理は高い倫理観によって支えられるものなのだ。この高邁な研究倫理が、二年前の使節団によって日本にもたらされた。それと何か同質の衝撃的なものがもたらされるという期待が長尾にはあったのだろう。

使節団の五人の中には、米国クラウンブリッジ学会（AACB: American Academy of Crown and Bridge）の設立者の一人、ティルマン教授（S.D. Tylman）（AACB会長 一九五九〜六〇年）も含まれていた。ほか、ロヨラ大学教授で米国歯科医師会会長のオピス教授（H.W. Oppice）（ADA会長 一九五〇〜五一年）、ペンシルバニア大学教授で米国歯科医師会次期会長のエニス教授（L.M. Ennis）（ADA会長 一九五一〜五二年）という顔ぶれなのだが、米国の歯科大学が学術的な研究教育ではなく実学に軸足をおいているために、長尾にすればひどく期待外れだった。

石原が、大学の第二補綴学（継続架橋学）教室の運営を任されたのは、このころである。第二補綴学教授の後藤京平（一九五〇年まで東京医科歯科大学教授）は研究肌の人ではなく、石原を助教授にして早々とその任を譲り、自らは非常勤講師となって、東京駅前で開業する道を選んだ。

(6) 土持ゲーリー法一：戦後日本の高等教育改革政策「教養教育」の構築．玉川大学出版部，p.37, 2006.

昭和二九年当時、すでに国民の六六%は何らかの医療保険に加入していて、さらに保険加入が難しいと思われていた零細企業の従業員についても、市町村長や当時「国保マニア」と呼ばれた政治家たちが国保（国民健康保険）に取り込むことを熱心に進めた。(7) 歯科を受診する患者が、ほぼ例外なく保険証を手にしてやってくる時代になった。

しかし、保険診療の広がりは、元々問題の多かった補綴処置の質を無惨にも劣化させた。「おびただしい数の不良金属冠が患者の口腔内に入っており、多くの害悪を残しているということは、残念ながら否定することができない。国辱的金冠などと強い言葉で非難する人もいる程である。(8)」

数年後の、石原の言葉である。ここで国辱《こくじょく》的金冠と非難されているのは、歯頸部がぴったり合わず、オーバーハングになっているようなバンド冠(注)のことだ。そのころの「お茶の水」では、この国辱的金冠をまだ教えていた。敢えて、こういうのは、早々と方針転換した私学の教員が、官学を馬鹿にしてこう言い始めるからである。

なぜ、バンド冠が国辱的金冠とまで言われるのか。アメリカ人が敗戦国ニッポンの政治家や経済人の口の中にこの金冠を見つけて侮蔑的に評することがあったので、だれかがこう呼んだのだが、その侮蔑がどのような歴史を背負っているのか、日本の歯科医師が気づ

(7) 土田武史：国民皆保険50年の軌跡．季刊・社会保障, 47(3): 244-256, 2011.
(8) 石原寿郎，吉田恵夫：隔月補綴臨床講座1　帯環金冠と鋳造冠．歯界展望, 18(9): 1118-1125, 1961.

くことはなかった。この金冠が、二〇世紀前半の米国の歯科医師たちの自尊心を奪い、歯科医師を生物医学の片隅に追いやるスティグマ（烙印）となった事情については、のちにふれる。

補綴物が次々に保険で製作できるようになる中で、石原は鋳造冠の研究に取り組んでいた。鋳造冠とは、ろうで精密な形をつくり、その型に溶かした金属を流し込んで鋳込んでつくる冠（クラウン）のことである。従来は鋳造するのは、かみ合わせの面だけで、これを金属の板と接ぎ合わせるものだったので、周りもかみ合わせ面も一塊で鋳造するものを「ワンピースキャスト」と呼んだ。のちに部分入れ歯の金属部分を一体鋳造するときに使った言葉が、一個のクラウンでも使われていたのである。で、このワンピースキャストのクラウンは、バンド冠など従来のクラウンとどう違うのか。いろいろ議論はあるのだが、石原は言う。

注：かみ合わせ面だけを鋳造または圧印し、ほかは板状の金属を使う嚙面鋳造冠または嚙面圧印冠のこと。後者はモリソン冠とも呼ばれた。歯をほとんど削らないキャップ状のものは無縫冠、俗にバケツ冠と呼ばれた。

「問題の本質は、金冠の歯頸部を正しく合わせることであって、板金加工か、鋳造かということはそれに付随した問題であろう。[6]」

本質をズバリと言い切るところが石原の学者としての魅力である。

歯頸部とは、歯のまわりの歯ぐきとの境目で、ここの刺激によって炎症が起きる、あるいはここが不潔になると歯周病の原因になるらしいということは当時から議論されていた。実はそれ以上に、過去にこのクラウンの周囲の不潔が敗血症を引き起こし病巣感染の原因になると嫌疑をかけられていた。

そこで歯ぐきに害を及ぼさないクラウンをどうつくるかということが、ひとつの大きな研究の柱であった。

ただ、バンド冠でも歯を削って丁寧につくれば歯頸部の適合は得られる。

「従来より正しいバンドクラウンをつくり得ることが補綴専門家としての誇りでもあった」[9]石原もこのように言う。一方、鋳造冠については、歯頸部の適合の問題が解決していなかった。

もっとも早く鋳造冠に転換したのは駿河台にある日本大学で、昭和三二年には、早くも

(9) 石原寿郎：全部鋳造冠を如何にして普及させるか. 歯界展望, 26(1): 1-8, 1965.

教育を鋳造冠に切り替えた。これは海軍病院を辞めて日大の客員教授となっていたビーチ（Daryl R. Beach）（横須賀米海軍病院勤務一九五二～五七年、日本大学歯学部客員教授一九五八～六四年）の熱意によるものであった。

日大では、昭和二八年に、横須賀米海軍病院歯科医師のビーチが夏季ポストグラジュエートコースを開き、ここに戦前ハーバードで学んでボストンで開業していた眞鍋満太《まなべみつた》も加わった。(10) 眞鍋については改めてふれるが、日本歯科医専の学長中原市五郎は海外留学を推奨して、俊英とみたら米国留学を勧めたが、眞鍋はその昭和初期留学生の一人である。

昭和三三年には、日大はビーチとともにベル（Wallance Bell）を臨床客員教授に迎えた。ビーチは、着任早々、亜砒酸失活法とバンドクラウンを排し、院内実習のリクワイヤメントを大改造した。これを応援したのは後に保険用銅合金の推進派としてこのものがたりに登場する理工学の永井一夫、そして後に日大総長となる鈴木勝《まさる》（一九六九～八四年日本大学総長）らである。

ビーチは学生たちに向かって言う。「バンドクラウンはやってはいけません、アルゼンは使ってはいけません、治療はすべてアポイントメントシステムで行わなければいけません。(10)」

こう言えば簡単だが、当時の教員は得意の手をすべて封じられるのだからただごとではなかった。ビーチは、清潔と生理的調和を説き、口腔を一つの単位とした診断の重要性、

(10) 丸山茂：C.D.C.の歩んで来た道（歴史と哲学），Congenial Dentists Club 1960-1985. Congenial Dentists Club 峯田拓弥，東京，p.120-125, 1987.

治療計画、歯髄を温存したアマルガムレストレーション、そして当然のように鋳造冠を標準とした。大学内では、これに教官らが抵抗し、学生たちが「ビーチ ゴー ホーム」とデモをするなど一時騒然となったが、永井らの強力なバックアップで米国式の修復歯科学と診療哲学の導入が一気に進んだ。(11)

ビーチは、大学院に入った清藤堯士《せいどうたかし》、東海林芳郎《しょうじよしろう》、舘野常司《たてのじょうじ》に個人的に奨学金を与えて援助し、三人はアシスタントをしながらビーチに師事した。翌年には保母須弥也《ほぼすみや》、阿部晴彦《あべはるひこ》が同様にビーチに師事するが、こうして育った開業医がアメリカンモダンデンティストリーの紹介者として昭和四〇年以降、大きな影響力を発揮するのである。わが国の戦後モダンデンティストリーの源流は、だれを措いてもビーチに始まる。

これに対してお茶の水すなわち官学の東京医科歯科大学は、どうであったか。

お茶の水には、フルブライト交換教授としてニューヨーク大学のランダ教授（Joeph Landa）（ロシア生まれのユダヤ人で、ニューヨーク大学補綴口蓋裂治療主任教授、一九五五～五六年に来日）が来日していた。しかし、軍医ビーチと違って、ランダ教授は科学的研究の基本を伝えようとはしたが、義歯が専門ということもあってモダンデンティストリーの紹介者ではなかった。

ランダ教授が米国に帰って二年後の昭和三三年、石原は米国の補綴学会誌にLanda の名

(11) 舘野常司：ナソロジー入門　ナソロジーあれこれ　その１．顎咬合誌, 11(4): 17-25, 1990.

前を見つけて、同僚の林都志夫《としお》（一九六三～八四年歯科補綴学第三講座教授）に声をかけた。

「今月のジェーピーディー、ご覧になりました？」

勉強熱心さという点で、石原とは比較にならないが、林でもランダ教授の論文くらいは、斜めに目を通していた。なにしろランダは、お茶の水にいた一年余り、総義歯の授業を担当し、林はこの授業で通訳の役を担っていた。総義歯は、ランダプラス林だったのだが、学生にはすこぶる評判が悪かった。何がといって、林は大事なところになると誤魔化す。自分も学生も大体想像のつく総義歯の製作法に関する部分はよどみなく訳すのであるが、ちょっと込み入った話になると、翻訳を飛ばし、むにゃむにゃと経を読むような日本語になるのだった。

石原のいう今月の「ジェーピーディー」には、ベネット運動についてその臨床的価値を重視する論文と、無用だとする論文の二つの対照的な論文が同時に掲載されていて、その無用論がランダ教授のものだった。(12) ベネット運動に注目したほうは、オーラルリハビリテーションに着手しているアイザクソン（D. Isaacson）だった。

やや込み入った話になるので、話の筋を外れるがベネット運動について説明しておく。ベネット運動とは、あごを左（右）に動かすときに、右（左）の関節が前下方に出ながら、

(12) 林都志夫：文献抄録 ベンネット運動をめぐって．日歯会誌, 11(7): 19-20, 1958.

同時にあご自体がほんのわずか横滑りする現象をいう。一九〇八年にベネットが報告し、ギージーの顎運動理論にもとりいれられているが、わずかな動きであるため臨床的には無視されてきた。これを数年前（一九五三年）に、ルシア（V.O. Lucia）が奥歯ですり潰すときの関節の動きとして注目したことから改めて関心を集めるようになった。アイザクソンは、その延長線上で、精密に記録することを試みた。

アイザクソンは「ベンネット（ママ）運動路描記装置を考案して、ベンネット運動路を記録し、得られた運動路に沿って、咬交器（ママ）上の石膏模型の動きを規制できるような装置（Gnathograph）を考案した。」(12)

林は、ベネット運動の無用論と有用論の二つの論文を掲載した編集長のバウチャー（C.O. Boucher）のコメントを引用している。「ジェーピーディー」では、バウチャーが毎号、掲載されたすべての論文について短いコメントを書いていた。この号で、バウチャーは、二つの論文に甲乙を付けてはいないがアイザクソンの論文に、「器械的描記装置による描記図は必ずしも顎骨自体の運動を示すものと考えてはならないこと、つまり描記の結果を過信しないこと、……機械で得た結果は単に特徴をあらわしているだけで、決して実体ではないことを戒めている。」(12)

解剖学的に議論したランダに軍配を上げたわけではないが、機械的計測が何を標点として記録したものか、下顎頭のどの点の動きを記録したものか、実体だと勘違いしてはいけない。林は、このバウチャーの指摘に満足した。今日の常識から振り返ると、このバウチャーの指摘は適切で、ランダのベネット運動記録無用論も当を得たものと評価されるだろう。しかし、時計の針は逆回りに廻り始めていた。数年後のことだが、教室の長谷川成男とともに下顎運動研究史[13]をまとめる際に、石原はベネット運動について、アイザクソンを知るまで「平衡側顆頭の内側移動」と解釈していた自分の誤りを認めて、アイザクソンの実証研究を詳しく紹介し、「作業側顆頭の運動路が下顎運動解析の鍵」であると強調することになる。

以上、フルブライト交換教授ランダの後日にふれたが、いま振り返るとランダに満足することができない時代の空気が支配していたのである。

お茶の水の東京医科歯科大学と駿河台の日本大学歯学部は、神田川を隔てて目と鼻の先にあるのだが、官立と私立、帝大医学部の流れと古くから開業医を輩出した専門学校という深い溝があって、情報の交流は驚くほど乏しかった。歯科では最も古く伝統のある水道

(13) 石原寿郎, 長谷川成男, 藍稔：下顎運動と咬合器　その研究の夜明けと現在への系譜. 日本歯科評論社, 東京, 1975.

橋の東京歯科大、戦前に多数の留学生を輩出して歯科医療の近代化をリードした飯田橋富士見町の日本歯科大も駿河台の日大同様で、官立のお茶の水との間は、地形上の外堀以上に深い堀によって隔てられていた。

ビーチとともにポストグラジュエートコースの講師を買って出た眞鍋満太は、日本歯科医専から戦前に米国に留学しハーバード大学で教鞭を執った終戦直後のわが国でもっとも影響力をもった歯科医師である。帰国して銀座四丁目の教文館ビルで開業していたが、マッカーサーが厚木の飛行場に降り立った日に「独り同飛行場に車をはせて…リッジレー中佐(当時)と対面」したとされ[14]、ここからリッジレーとの関係が生まれたと言われている。長尾が紹介するこの逸話は、やや疑わしいが、少なくとも終戦の年の九月初め、GHQが横浜からお濠端の第一生命本社に移動した翌日に、眞鍋は占領軍の指名を受けて厚生省渉外担当官(職名は大臣官房事務取扱嘱託)となり、その後、占領下で文部省視学委員を務めた。

終戦直後に眞鍋は焼け残った陸・海軍病院を占領軍用に接収するためにGHQ公衆衛生福祉局長の医官サムス大佐(C.F. Sams)とともに全国を回った[4]。さらに歯科医専の存続を評価する視学委員の一人として歯科医官リッジレー大佐(D.B. Ridgely)とともに全国の歯科医専を視察した。

---

(14) 長尾優：道普請．p.155

サムスは進駐早々に失策をしでかした。自分の側から厚生省を訪れたことが、大きな失策とされたのである。本人もそれをおおいに反省、「征服者の上級参謀将校が被征服者側にのこのこと表敬訪問に出かけるなどということは、どう見ても当を得た行為ではなかった。」[15] その「表敬訪問」から十七日後、ダグラス・マッカーサーは天皇の体面と自尊心を十分に考慮しながらも、自分から皇居に出向くようなことはせず、アメリカ大使公邸に天皇を招いたのである。ここで撮影されたのが、天皇とマッカーサーが並ぶあの有名な写真である。この失策をきっかけにサムス大佐は、意図的に「征服者としての威厳」を示し、日本人から畏敬を受けようという作戦に変更した。意図的に征服者としての威厳を演じたサムス大佐と肩を並べて行動した眞鍋が、監査される専門学校側の人間にどう受けとめられたか、それは言うまでもない。一開業医が、国の医療政策に大きな影響力をもったため、眞鍋については、その権威を賞賛する評と同じくらいに、人品を貶《おとし》める評がある。

施設も教員も不足がちだった学校側にとっては、占領軍の権威を笠に着て、これ以上嫌な相手もいなかったろう。監査される側の学校側は、どこも校舎はバラックで、食べるものがなくて校庭を芋畑にしていた時代である。東京医学歯学専門学校は、戦災をくぐり抜けてわずかに残った本館校舎だけで医学科と歯学科の両方を存続して大学に昇格させよう

(15) C.F. サムス，竹前栄治（編訳）: DDT革命　占領期の医療福祉政策を回想する．岩波書店，p.44, 1986.

としていた。

「(医学、歯学の両視学委員の)査察が来るごとに、大騒ぎをして、掃除をしたり、ペンキを塗ったり、教官、事務職員ともに総動員して働き、いわば人事を尽くしてひたすら無事に査察が通過するのを祈っていた」(16)

校長長尾優の回想である。長尾は、後に眞鍋の功績が少なからぬものであったと評価しているが、しかし進駐軍とともに監査に来た開業医の眞鍋を、どのような思いで遇したか、本心、快く思わなかったことだけは間違いない。

(16) 長尾優:道普請. p.172

五　銅合金

和夫人は、痛めている片膝をかばうようにして台所に立つと、しばらくして私だけのために一皿の水ようかんを出してくださった。普段、食べることに卑しい私も、さすがに私独りの皿には手をつけかねたが、その様子を気にするでもなく、和夫人は石原教授の思い出を話し始めた。それは、ある日の無邪気な喜びようだった。

「ママね。今日はとっても嬉しい。銅に勝ったんだよ。」

だって、銅って緑青《ろくしょう》が出るから、からだに悪いに決まってますでしょ、と和が応えると、そうだそうだと、寿郎は子どものように喜んだ。

「ほんとうに無邪気に喜ぶんですのよ。」

話題が話題だけに石原教授の無邪気な喜びようというのが想像しがたいのであるが、それは銅合金の保険用材料採用中止が決定的になった日のことだった。

石原が、補綴歯科学会で歯科用金属規格委員会を設置して本格的に代用合金問題にかかわるのは昭和三七年のことであり、二〇〇ページに及ぶ「銅合金に関する見解（案）[1]」をまとめたのは昭和三九年のことだが、ここに至る道程は長い。

昭和三四年。若いビーチに刺激を受け、臨床医の教育に意欲をかき立てられた眞鍋は、開業医を相手に、東京歯科医学講修所という戦後初の私設研修会（ポストグラジュエートコース）を開設する。そこで年に数人を相手に米国流のモダンデンティストリーの講習を始めた。後に東西の開業医グループの雄となる峯田拓弥《みねだたくや》、川村泰雄らがその初期の受講生である。ここからスタディクラブと呼ばれる開業歯科医師の勉強会が生まれて、その影響が全国に及ぶことになる。

この時代を神田川の南側から描くなら、モダンデンティストリーが急速に拡がる時代に、川向こうには、旧弊で権威主義的な官学があったという話になる。

川の南側の日大では米国流の鋳造冠が着実に教育に浸透していたが、石原はぐずぐずしていた。ぐずぐずしていたのは、「問題の本質は歯頸部の適合」と考えていたからだが、

(1) 日本補綴歯科学会編：歯科用金属の規格並びに銅合金に関する見解（第48回日本補綴歯科学会1964年　総括報告）. 日本補綴歯科学会 歯科用金属規格委員会報告書案. 1965.

開業医たちからは「やっぱり学者先生は古い」と揶揄された。

石原は、お茶の水の学内学会である口腔病学会に日本大学のビーチを呼んで講演を頼み、それをきっかけにようやく昭和三五年、鋳造冠とバンド冠を学生が選択できるようにした。敢えてバンド冠を残したのは、卒業して保険診療をする場合には、バンド冠の技術が必要になるであろうし、そうであれば少しでも質の良いバンド冠をつくれるように教えておきたいという思いだった。しかし、石原や教官たちの予想に反して、翌年にはバンド冠を選択する学生は一人もいなくなった。

「本学学生の中からわれわれの講義および実習の中から帯環金冠を除いてもらいたいという強い要望が出たことは注目すべきことであった。当人は歯科補綴の現状を憂える非常にまじめな学生であって、その熱意は大いに感心させられたが、上にのべた理由を上げて一応納得させたものの、果たしてわれわれのとっている漸進態勢が正しいか否かについては深く反省せざるを得なかった。」(2)

それでもなお、講義と臨床実習では両方を教えていた。バンド冠の講義を全廃したのは、さらに下って保険の点数改定で鋳造冠の点数が増えた昭和四〇年である。石原の回顧(3)は至って控え目で、自責の言が端々にのぞくのだが、「教育上正しいとする最低限の補

(2) 石原寿郎, 吉田恵夫：隔月補綴臨床講座1 帯環金冠と鋳造冠. 歯界展望, 18(9):1118-1125, 1961.
(3) 石原寿郎：全部鋳造冠を如何にして普及させるか. 歯界展望, 26(1): 1-8, 1965.

綴方法」すなわち保険で十分な鋳造冠の評価を得るために働いたのは、他ならぬ石原自身だった。過去一年の症例から一〇〇歯を抽出して、それに要した材料と時間を算出し、綿密に実証的に原価計算資料をつくって厚生省当局と粘り強く交渉した。それが鋳造冠の高い評価につながった。そこまでして初めて大学のカリキュラムからバンド冠を廃したのである。石原の志は高く、背負っている荷は重かった。

もうひとつ、鋳造冠を保険で処置する場合、大きなネックは金属の問題だった。昭和三二年当時、「クラウンブリッジに帯環を使うのが、うちの学校では70%」[(4)]。うちの学校とは、「時代遅れ」の「お茶の水」である。当時、保険に採用されたパラジウム合金については、評価は微妙だった。

同じ大学の補綴の三人、すなわち中沢勇（一九四六～七七年歯科補綴学第一講座教授）、林都志夫に石原が加わって、補綴物用の金属について語った座談記事[(4)]がある。

林　キャストクラウンに使えるメタルがあるかどうかですね、現在。

石原　パラジウム合金と銀合金は使えるわけです、銀錫系の合金はやはり駄目ですね…

(4)　中沢勇，林都志夫，石原寿郎：補綴物用金屬を語る―日本と各国の実状―．歯界展望，1957.

中沢　だからパラジウム金は使えそうな気配がしているから、あれをもう少しよりよくできないかどうかということだねえ、…それでなければ、まあ金のカラットを下げて18Ｋか16Ｋでも、そのへんで少しいゝのができればいいと思うんだけれどもねえ。…

中沢　…、パラジウム金というのは、かなりいゝ合金なんだけれども、あらゆる面において少しずつ欠点をもっている。…

石原　しかし、パラジウム金が使えるということはとにかく有難いことですね。

中沢　ほかにないからしょうがない。普通の銀合金じゃまるでいかんから。

石原はその席で、代用合金は減らす方向で考えるべきだと語っている。

「日本は貧乏だから、代用合金を使わなければやっていけないという考えが先にたって、そのうちに代用合金でもすむからそのほうが都合がよい、となる。…よい金属を患者自身のために使うという決意をもってやれば、私は代用合金を使う率はいまよりもっと減ると思う。」(4)

かなり楽観的な見通しである。ここでいう代用合金とは、古くから使われていた銀合金、そしてこのころ話題になっていた銅合金を指す。

銅合金は、昭和五年ごろにドイツから輸入されたのが始まりで、世界恐慌の時代に国産されるようになり、なかでもオルデン（安藤合金社）という商品が爆発的に使われた。[5] ただ、この銅合金は、口の中に装着してひと月ふた月で表面に「あばた」状のブツブツができた。これは欠点というよりも材料としての致命的欠陥だった。

この銅合金が改良され、国民皆保険化を進める厚生省に注目されて、歯の詰め物（インレー鋳造修復）用の金属として検討されることになるのだが、これが歯科医療界を二分する対立に発展する。

銅合金問題の火付け役は、後にお茶の水の歯科保存学教室の教授となる総山孝雄である。先にふれたが、総山は第一次公職追放解除によって昭和二五年にようやく東京医科歯科大学の講師に任用された。しかし、その直後、大量喀血、肺結核の重篤化により死地を彷徨うことになる。東洋女子歯科医専の教官の時に血痰を自覚していたようだが、からだに自信があったせいだろう、無理を重ねて重篤化させてしまった。運良く魔法の弾丸と呼ばれたイソニアジド（イソニコチン酸ヒドラジド）が昭和二七年にわが国でも使えるようになっ

(5) 木村哲男：銅合金を健保指定にする問題点．歯科時報，4-5, 1959.

た。これで奇跡的に回復、療養生活を経て、昭和二八年に附属病院文部省内分室の指導を任された。それを機に、歯の型を採る改良アルジネート間接法の臨床試験とインレー用代用合金の比較試験に取り組み始めた。

その合金の臨床試験の結果は、意外なものだった。新しく開発された銅合金のネオデン（林合金化学研究所）がきれいな金属表面を保ち続けたのである。オルデンなどそれまでの銅合金には「あばた」を生じる欠陥があったが、林合金化学研究所の林実が提供してくれたネオデンという新しい銅合金にはこれが現れなかった。「あばた」は、黄金色《こがねいろ》を出すために微量のアルミニウムを加えていたことにより生じるもので、アルミニウムをなくすと変色や着色をほとんど生じないネオデンが完成した。総山は、ネオデンの開発者である林実とすぐに深い間柄になって、研究に協力するようになった。

しかし、新しい銅合金のネオデンには欠点もあった。色が黄金色でなく真鍮《しんちゅう》のようにくすんでいる、しかも硬すぎるために仕上げの技工操作も難しかった。

総山に代用合金の研究を指示したのは、お茶の水の修復学教授の檜垣麟三だが、銅合金の研究を強力にバックアップしたのは巌真教《いわおしんきょう》（東京高等歯科医学校創立の一九二八年から東京医科歯科大学退官の一九六五年まで教授）だった。巌は、旧制一高、東京帝大医学部卒のエリートだが、文部省歯科病院に入ったばかりの大正十五年から一年間兵役に就いた後、高等歯科学校でラテン語、ドイツ語、補綴学を教えた。昭和十六年には、歯科理工学の教室を興して十年になるベテラン教授だったというのに軍医となって出征し、招集解除となるまで軍務についた。からだに恵まれ、長く兵役に服したという点で、若い総山とは相通ずるものがあった。

総山は、この時期、フルブライト奨学金を得て米国に留学しているが、帰国した昭和三二年の秋に、林実から「美しい色沢が出ることが発見された」(6)との報を得た。アルミニウムの代わりに少量のインジウムを加えたところ銅合金が黄金色に輝いたという。翌昭和三三年夏、林合金化学研究所と森田商会はこれをプロゴールドの商品名で発表し、その後、総山は「銅系合金の臨床成績」について研究報告を公にした(7)。

新しい銅合金が、耐腐食性や変色・着色において14カラット金合金よりもむしろ優れた性質を示すことを述べた総山の報告は、歯科医師会と厚生省の注目するところとなった。価格が安く性能の優れた金属が登場したとなれば、皆保険政策を進める厚生省が保険用材料として採用に動くのは当然のなりゆきだった。

(6) 総山孝雄：新銅合金の基礎的ならびに臨床的性能の研究．口病誌, 1963.
(7) 総山孝雄：臨床講座　鋳造冠の作り方．日本歯科医師会雑誌, 11(7): 375-386, 1958. 10.

「歯科医師会の編集委員から、あなたはこの頃ちっとも論文をくれないが、何か一つ臨床的なものを書いてくれということをずいぶん前から言われておりましてね、…。」総山は発表の事情について、乞われて仕方なく出したものだと、語っている。その論文の趣旨は、アメリカで研究してきた鋳造法やアルジネート間接法の紹介で、「代用合金としてはこういういいものができた。臨床試験をしてみると非常にいいというようなことにちょっとふれたのですね。それにたまたま歯科医師会の方で目をつけられ…[8]」たと、保険用金属を意識した研究報告でなかったことを強調している。

問題になった「鋳造冠の作り方」という論文[7]は、たしかに銅合金に関する記述はわずか二段落に過ぎないのだが、かなり踏み込んだ筆致である。

「20K以上の金合金には勿論劣るが現在保険に採用されている14K金や金パラ合金には遥かに優るものである。…1日も早く保険に採用されて大衆医療に貢献することを祈って止まない。[8]」

補綴の学者たちは、保険採用を意図したものでないという総山の弁明を真に受けはしなかった。新しい銅合金プロゴールドの保険材料採用を推したのは、日本歯科材料器械学会（器材学会）と日本歯科医師会であるが、この器材学会というのは、巌が音頭をとって昭

(8) 巌真教，河邊清治，金竹哲也，矢崎正方，青木貞亮，永井一夫，総山孝雄：座談会　保険指定を旋る銅合金論争．歯科時報, 1959.

和二六年に設立した学会で、今で言う産学協同、学問だけでなく業界の経済的利益を視野に入れた学会である。設立時の役員は、巌が会長、副会長には歯科材料メーカーである而至化学工業社長の中尾清（一九四六〜八三年 而至化学工業、而至歯科工業社長）と総合歯科商社森田歯科商店の製造部門から独立した森田製作所の森田二郎（当時社長）が名を連ねていた。

この器材学会側が巌、鋳造冠で先を行っていた日大の永井一夫、それに総山を加えた三氏を講師にして新しい代用合金の講演会を企画したところ、これに対抗して補綴学会は銅合金の保険採用は好ましくないとする講演会を開いた。こうして、たちまち対立はエスカレートした。この年の暮れも押し迫って、日本補綴歯科学会（山口秀雄会長）が橋本竜伍厚生大臣に「国民医療…の極端なる低下をきたすことは明らか」であると訴える反対要望書を提出した。

年が明けて、銅合金をめぐる対立がエスカレートする中で「歯科時報」という業界雑誌が対立する両者を同じテーブルに着かせて意見を交える場所をつくった。(8)

この銅合金保険導入は歯科医療界を二分する対立となったと書いたが、この対立は、たんに銅合金の評価をめぐる対立ではなく、歯科医療の中に保険診療をどう位置づけていくか、という政策判断にかかわる意見の対立であり、さらにそれは医療の目的、医療の価値をどこに置くかという考え方の違いを反映した対立だった。

ある補綴家は、孫文の「東洋の王道、西洋の覇道」をもじって「患者本位の仁徳にもとづく補綴の王道か、国家経済本位の保存の覇道《はどう》か」とこれから生まれる対立を予言してみせた。

「そもそも日歯（日本歯科医師会）は、どうしてお茶の水の総山に鋳造冠を書かせなきゃならんのだ。」いまでは鋳造冠は補綴学の領分だが、鋳造冠が始まった当時は補綴─保存の二つの分野の境界線上にあった。


「何やったってよくやろう、よくやろうというのが私たちの社会の考え方なんだ。だからいい金属があるのにこっちの方でもいいということを言う必要ないじゃないですか。」(9)

補綴家の大御所であった矢崎正方《やざきまさかた》（当時東京歯科大学名誉教授、一九二三〜四一年 東京歯科医学専門学校教授）は、代用合金不要論である。ここで「私たちの社会」といっているのは日本社会ではなく良識ある歯科医師の社会、言い換えると補綴臨床医の社会だろうが、その作法を重んじるなら、わざわざ安物を使う必要はない。なぜならば、保険用材料に銅合金を認めるようなことをすると、「着物をこしらえるのに、木綿の着物を縫うときには大雑把だけれども、お召《め》しの着物をぬうときには丁寧にやるという…精神上の問題がからんできやしないかと思う」(8)からだ。安物の材料を使えば、作業も粗雑になるのがこの世のならいだ。

「世の中を、あまりごちゃごちゃするようなことは、やめておいた方がいいのじゃないか…」

「性能がいいからただ安い銅合金でもいいというようなことではどうも社会的にはちょっと困る問題が起きるのじゃないかな」(8)とも言う。

矢崎の言葉は、その主語をあいまいにした独特の表現もあって、合理的な主張には聞こえない。

これに対して総山は、性能が良くて価格が安いのは困るというのでは理屈にならないと、厳しく反駁《はんばく》する。その論ずるところは、合理的である。総山の言に理があるようにみえる。しかし、矢崎の言わんとするところは、「銅合金」を「プラスチック」に置き換えてみると、少し理解できる。物性がいくら優れていても、つくりものはつくりもの。この後一〇年ほどして、私たちの身の回りの様々な生活用品が、木や金属や瀬戸物からプラスチックに取って代わられた。プラスチックは、物性が均一で安定して優れていて、かつ安価だった。身の回りのあらゆるものがすっかりプラスチックに代わって初めて、人々はその味気なさに気づいたのだった。
矢崎は、理屈ではなく補綴家の仕事をただ大事にしたいのである。この補綴の大家からみれば、新しい銅合金を手にして「性能がいい」とふれて廻る総山は、材料屋の使い走りにしか見えない。

総山　…患者にもう私は二百四例、口の中に入れているのです。
河辺（ママ）　だって二百四例入れたからって、それは何年で。経過年数がなければね。
総山　もう試験を始めてから一年以上になりますよ。
河辺　一年じゃだめですよ。一年じゃ問題にならない。…例へばブリッジは二十年超すくらいは持っていなければだめですね。
総山　あばたになるのは大体一カ月で出てきますよ。…そのあばたが解消されたから、私はこれがいいということと言い出したのです。…
河辺　解消されたというのは暴言じゃないですかな。
総山　暴言じゃありませんよ。
河辺　暴言ですよ。それは完全に暴言ですよ。だってね、…金属学的に金属を分析した表を見て、大した差がないのですからね。

総山　学問というのは日進月歩をするのですから…。過去の常識で不可能なことを可能にしていくのが学問ですから…

河辺　だけれども可能にするものが、入っていないじゃないですか。

総山　そんなことどうして分かりますか。(8)

　補綴学会側は会長の山口秀雄（一九二七～日本歯科医学専門学校教授、一九六六年退職まで日本歯科大学教授、一九五七年 日本補綴歯科学会長）が出席を辞退して、代わりに東京歯科大学の教授だった河邊《かわべ》清治（一九五一～六一年 東京歯科大学教授、一九六八～七〇年 日本補綴歯科学会長）が矢面に立って総山を攻撃する。(8) 補綴家たちは、総山の研究について、品質の悪い銅合金を保険用金属にするための研究に過ぎないと、ハナから取り合わない。これに対して若い総山は、研究の結果は結果だと一歩も譲らない。精悍な面構えの総山は脚を組んで背を伸ばし、どこか微笑んでいるようにさえみえた。

　河邊の否定は、あまりにも一方的にみえるが、ここまで頑強に否定するのは、同じ大学の理工学の金竹《かねたけ》哲也（一九五五～九二年 東京歯科大学歯科理工学教授）の意見があるからだった。

「私も先程の、お話の歯科医師会の会議に出た一人なんですが、そのときに初めてプロゴールドというサンプルをいただきまして…、一応のデータが出たところで、…突然歯科医師会の方が見えまして、この前配ったサンプルは粗悪品だったから、今度のがいいのだというので、新しいサンプルを持ってこられたのです。総山先生にお聞きしたところ、非常にメーカーさんが次々に処方を変える癖があるのだそうで…」そもそも試験サンプルがいい加減。「総山先生の御好意で取り替えていただきまして、そのものについて試験したのですが、分析いたしますと、この合金は九九％以上銅と亜鉛、つまり真鍮だということがわかったわけです。…真鍮に0・何％の元素を加えることによって、飛躍的に口の中で優秀な成績を発揮するということはまず考えられないのです。(8)」

画期的な合金といいながら、その実九九％以上真鍮《しんちゅう》だとすると、これは騙されていたようなものだ。

この座談の冒頭、「歯科時報」の主筆で社長の中安《なかやす》順次郎は「材料屋の雑誌が…」と自嘲的に自己紹介をして話の口火を切ろうとしたのだが、器材学会の永井はそれを咎《とが》めた。「材料学に興味をもっている人の雑誌」と言うならいいが、材料屋の雑誌というのはよろしくない。しかし、画期的な発明と謳われた新しい金属が真鍮だったとすれば、材料屋の雑誌が片棒をかつぐという自嘲は冗談にもならなかった。これは詐欺に等しい。

しかし時代の風は、総山にとって追い風だった。同じ雑誌に、総山は小論を寄せている。「本邦の社会保険では前歯部インレーに14K金を処方指定しているが、この種組成では金の特色は大部分失われ…。この14K金はその耐蝕性においても銅系代用合金ネオデンと大して変わらず、歯間黒染の状態は、この合金が金合金と称するよりも、むしろ銅合金と称すべきもの…。[9]」

金合金を含め、銀合金を除くすべての歯科用合金は、量の多少はあるが銅を含んでいる。その意味では、前年に保険で使えるようになった14カラットの金合金も銅合金の一種だというのが総山の理屈だった。質が良くて安価なものを推奨するのは、理の当然だった。「歯間黒染」とは、銅イオンによって歯と歯の間や歯茎との境目が黒く染まった状態を指すらしい。銅表面が錆びて生ずる銅酸化物は水溶性なので、唾液に洗い流されやすい部分は金色に光っているが、唾液に洗われない歯と歯の間が黒くなる。総山が推奨する新しいプロゴールドは、唾液に洗わるところが金色なのはもちろん、この歯間黒染がほとんどない。わずかに黒染が生ずるが20カラットの金と同程度であることが臨床試験で明らかになったという。

(9) 総山孝雄：新銅合金の臨床試験成績. 歯科時報, p.26-28, 1959.

ただ、少し考えると、臨床試験と言いながら金属の色にばかりに注目しているところが気にかかる。総山は、各種合金の臨床的性能比較表のなかで、プロゴールドの色調を「金色美麗《こんじきびれい》」と表現している。(9)

総山　このデータを見てもらえれば、いいというのはもう事実なんです。
河辺（ママ）　このデータは、…信用できない、臨床家としてですね。
総山　いや、…テストされた金属のうちでは一番いいですよ。
河辺　いや、それはわからない。あなたがいいと言ったって、…〝私はいいと思う〟ということに訂正してください。
総山　これは理工学的性質として機械で試験したのです。それから私は患者に試験しました。
河辺　だから〝私の実験では〟というのでしょう。(8)

いささか感情的な言い争いにみえるが、この座談の時点では局外者だった石原は翌年に出版した書籍で、さらに明確に同じ大学の同輩総山を批判している。

「最近わが国において問題となっているのは銅合金で、巌、総山らは特異な立場から冠用材料としてこれを推奨している。銅合金は…耐蝕試験では明らかに不適格であり、…川原は組織培養から細胞毒性を認めている。したがって銅合金の生物学的妥当性を認むべき根拠はないが、総山はこれら現行の化学的耐蝕試験法および組織反応試験法を臨床条件と背馳するものとして否定し、専ら臨床試験成績による適否判定の価値を主張している。」(9)

石原は臨床重視の人なので、「臨床試験を尊重すべきはいうまでもないが」としながら、その評価基準もあいまいで、「短期間一部の研究者による判定結果には客観性が乏しい」とし、「今日の補綴学では銅合金の使用は是認されていない」と断じるのである。(10)

これは補綴畑の学者の常識だった。補綴歯科学会では、代用合金の検討を迫られた日支事変の時代に、詳細な検討をしていた。(11) 口腔内に装着した銅合金が光沢を維持するのは、電位差のために分解が進むためで、長所とは言い難く、むしろ代用合金としては色が黒灰色に変色するパラジウム銀のほうが、分解されにくく生物学的には安全性が高いという評価ができていた。プロゴールドの「金色美麗」は、生物学的な安全性を疑わしめるものという認識が古くから補綴畑の者にはあったのである。

しかし、時代は総山に味方した。この後、厚生省の補助金（昭和三六年度）を得て、全国

(10) 石原寿郎：補綴と生物学，今日の補綴．医歯薬出版，東京，1960．

(11) 岡田満，若井榮次郎：歯科代用合金の有害作用に関する生理衛生学的研究（第1報）．補綴誌，7:17-23, 1940.

七大学の保存修復学教室で、プロゴールドの臨床評価研究が行われ、銅合金を保険の冠用材料とする動きは着々と進んだ。やや先の話になるが、総山は、昭和三八年に東京医科歯科大学の学会誌である「口腔病学会誌」に一〇年に及ぶ新銅合金に関する研究をまとめた総説論文を発表している。[6] その中で、昭和三六年の夏に、ついに三年前の最終試験資料に劣らないものが完成したと振り返っている。

そのころの雑誌に、プロゴールドの一ページ広告（森田歯科商会　林合金化学研究所製）が出ている。今読めば、さすがに滑稽な文面である。

専売特許　歯科用　金色合金

プロゴールド　鋳造用

・銅は赤血球中ヘモグロビン産生上絶対必要成分である。経験医学である漢方医術は３００年前に緑青を増血剤として適用された記録がある。

・亜鉛は膵臓の重要成分でありホルモン・インシュリンの産生に一役かっている。尚毛髪・爪の有用成分でもある＝之等の学理は最新医学の定説である。

・プロゴールド…は金の代用品、所謂模造金ではなく独自の歯科用合金である。

その他、縷々《るる》安全性と微量元素としての必要性、銀、銅の医学的毒性比として、銅は無毒だが、銀は一生涯不治の銀病を起こす、などと書いている。

銅は無害だ、というは巌の主張で、それを総山が文章にした。この広告文案はほとんど総山の論文の文章を写したものだ。

「市販されておるグリーンピースのカン詰なんか、あれはグリーンの色を与えるために、一キログラムについて二十五ないし百二十ミリグラムですか、それだけぐらいの銅の塩類が入っているのですね。」(8)と総山は、説得力のありそうな事例を引いている。

総山の保存修復学は、むし歯になった歯の軟化した歯質を除去し、その歯を守るために削ったり被せたりという処置をする。補綴学も、やはり一本の歯を削ってかぶせる。歯を精密に削って、その穴（窩洞）に鋳造した金属を嵌《は》め込む（インレー修復）のは保存修復学の仕事で、金属を鋳造して歯の一部をカバーする部分被覆冠から全部カバーする全部被覆冠は補綴学の分野になるのだが、門外漢には、その境界線ほとんど分からない。境界線あたりでは、両者はほとんど同じことをやっているように見える。

いや、事実まったく同じ場所の領分を争っているからこそ対立が深まったのである。

巌は、終戦間もなく厚生省から補助金を受けて歯科用銅合金の研究を始めた。その中間報告会で「政治問題になるだろうということはわかっておる。…必ずこれは問題になりますから、ほかの方がお持ちになったならば問題がある、私がやるということをおぼえておいて下さい」と見栄を切ったのだと自ら言う。[8]

「銅合金は昔から使われておるという事実と、…丁寧に使った場合には二十年、三十年と使えるものであるという事実、…金属自体としてどれほど進んだかということは大したことはないかもしらんけれども、口腔内所見や技工上の問題として非常によく進んできた。それと総山君の名文とによってこれが大きく浮かび上がってきたということです。…私が専門でやっていることですから政治上の問題ではありません。[8]」

ここでいう「政治上の問題」とは、医療の社会主義化すなわち皆保険化を指す。同じ座談の中で、理工学の永井一夫は、解説する。

「日本の…医療系態（ママ）というものが、資本主義系態（ママ）の医療で納まるのか、あるいは共産主義——とまではいかなくても、社会主義形態の医療行政に移っていくのかという、二つの東西の思想的の問題もあると思うのだ。…一部の階級だけに医療サービスというものを行っていればよいのならこれはもうきれいなものだと思うのです。ただ、今日は日傭労働者だって全部デンタルサービスを与えようとしているときに、ノーブル・メタルだけでは進めない日本の経済の弱さがあるのじゃないか。…今の厚生省の意向あたりは、…国民皆保険にしちゃうのだからね。…貧しい人たちにもそういうサービスが与えられるということは、これはまた社会主義的な立場からすれば喜びじゃないか。[8]」

もちろん皮肉でこう言っているのである。日傭労働者とは、俗にいう「ニコヨン」。職安で受け取ることのできる失対事業の定額日給が百円二枚と十円四枚だったので、そう呼ばれた。日雇いとは失業者を意味した。復興とともに住む家と定職をもたないニコヨンは、大阪では釜ヶ崎、東京では山谷のような寄せ場近辺のドヤ街に集まるようになり、「日雇い」という言葉には多分に差別的な響きが生まれた。「日傭労働者だって全部デンタルサービスを与えようとしているとき」というとき、貧富の差のない医療給付を始めるという意味と同時に、弱い者に施してやるという意識が見え隠れしているのである。

たかだか銅合金の保険材料化をめぐって資本主義だ社会主義だと論ずるのは荒唐《こうとう》無稽《むけい》に聞こえるが、当時、ヨーロッパではベルリン危機、アジアでは朝鮮戦争、国内では三井三池争議をはじめ労使対立が先鋭化していた。国民皆保険、国民皆年金という保守合同の社会保障政策は、資本主義の中に社会主義を取り込んでケインズ的社会主義であると位置づけられていた。社会保障は、資本主義を維持するために、その矛盾を解消する政策と考えられていた。

「私がやっているから政治上の問題でない」と巌が言うのは、原理主義者の私が言うのだから、この銅合金を推奨するのは、社会主義的な意図とは無縁だという意味なのだろう。巌の原理主義は、農本主義でもなく、キリスト教原理主義でもなく、歯科理工学原理主義のようなものだった。

皆保険化前夜、医師にせよ歯科医師にせよ開業医の間には、政府厚生省の医療政策を社会主義政策だとして抵抗するという空気が満ちていた。しかし、着実に進む皆保険化政策に対して、どのようなスタンスをとるべきか、学者たちには現実的な選択が問われていた。

とくに石原の考えは、純粋な補綴臨床家のものではなく、保険診療の普及を支えなければならないという思いも強かった。だから悩みも深い。

「もちろん歯科が一部の豊かな人のみを対象としたものであってよいはずはないので、無闇に高踏的なことばかりもいっていられない」(2)

銅合金問題の論争の引き金になった総山の論文は、[7]「鋳造冠の作り方」という標題のハウツウ記事で、「帯環金冠か鋳造冠か」という節から始まる。現在の常識からみれば、完全に補綴学分野のテーマである。その鋳造冠のための歯の削り方（形成）では「新しいダイアモンドジスクの利用でこれまでの苦労が一変する」、金属では銅合金が14K金に優り、型の採り方（印象）は而至社のアルジネート印象材を用いた簡便な間接法、松風社のクリストバライト埋没材を用いてブリッジも一塊（ワンピースキャスト）で精密鋳造できる、これは「大して頭は要らないから、技工手に一寸教えてやらせれば歯科医は全くくわえ煙管である」[7]などと補綴家の良心を逆撫でする。補綴家が歯科技工士と呼んでいる職種を「技工手」と軽く扱い、あえて「くわえ煙管《きせる》」などという芝居がかった表現を使って、総山は意図して補綴家を挑発した。

挑発されたほうの若手であった石原は、やや時代は下るが、歯科技工士法制定から一〇年を経た歯科技工士をめぐる座談で、歯科技工士の職業意識としてのプライドについて次のように語っている。[12]

歯科技工士には、「何かある意味では歯科医ではできない、あるいは少なくとも歯科医自身がやるより現実上成果のあがるある特技上の分野をもっている」という「職業意識としての内的なプライド」があるべきだというのである。頭は要らないから仕事をやらせて「歯科医は全くくわえ煙管」という総山の意見とは、まったく相容れない。そもそもGHQの公衆衛生医官サムス大佐は、医者が薬商売で医療を歪めることを防ぐために医薬分業を進めようとしたのと同じ理屈で、歯医者が貴金属で儲けることにならないように歯医者と歯科技工を分業すべきだと考えていた。(13) しかし、歯科医師会は、これに真っ向対立したため、技工士法制定にあたって歯科技工士の職業意識を特徴づけるような歯技分離が実現することはなかったのである。そういう歴史があるから石原は、「職業意識としての内的なプライド」と言っているのだ。

総山の専門は、むし歯を削って、削った穴を詰める、しっかりと詰めることで歯を守るのだが、主任教授の檜垣は、口の外で詰め物（インレー）を製作する間接法を研究することを総山に指示した。先のハウツウ論文では、インレーどころか、当時歯科補綴学の領分であった帯環金属冠を徹底的に批判したうえで鋳造冠、さらにブリッジまでを論じた。

先の座談で、補綴家たちは、その総山の勢いに圧倒されている。

(12) 石原寿郎，榊原悠紀田郎ほか：座談会・歯科診療の補助者——歯科技工士の周辺．日本歯科医師会雑誌, 18(6): 515-527, 1965.

(13) D.F. サムス，竹前栄治（編訳）:GHQサムス准将の改革，戦後日本の医療福祉政策の原点．桐書房, 東京, p.219, 2007.

矢崎　それは鋳造体ですか、板ですか。

総山　板にもなりますけれども…

矢崎　何かそんな噂を聞いたんです。板にして、それを何か金冠の代用にでも使っていいというような…

総山　林合金（の林社長）というのは、一風変わったちょっと面白い人なんです。板にして売れれば非常に儲かるだろうけれども、しかし帯環金冠というものには技術上の問題がある。金属の問題でなくて、技術的に歯頸部に合わせることが非常に困難であろう。現実に日本の社会に帯環金冠が氾濫して非常な害をなしているから、たとえ私がいい合金を作っても、…

この当時、クラウンもブリッジも、金属の板を加工してつくるのがポピュラーだった。金属板を歯の周りに帯のように巻く帯環金冠は、「国辱的金冠」と非難されていたと先にもふれたが、非難されながらもこれがクラウンの主流だった。矢崎の質問は、そこを気にしているのだが、議論の流れからみるとピント外れだった。矢崎のような名人級の補綴家が、帯環金冠をぴったり合わせるとしても、総山はそういう議論には価値を認めない。保険で普及したときには、職人的な手仕事の精度は忘れられるに決まっているからだ。アメリカでは、そんなものはすでに過去の遺物だった。総山は歯を削る器具も、安価な金属も、型を採る簡易な方法も提案して、鋳造冠を一気に広めて、帯環金冠をなくそうというのだ。他方、補綴の石原が、帯環金属冠からその鋳造冠に移行することに、学者らしい躊躇をもっていたことは、先にふれた。ぐずぐずしていたのである。

リンゴが二つくっついて並んでいるとする。リンゴとリンゴの接しているところが小さく腐っている。リンゴを動かさずに腐った部分を切り取るために、保存修復学では腐った部分の上からボックス状に切り取ることを推奨していた。歯はほかのからだの組織と違って再生しないので、健全な歯の組織はできるだけ残したい。このため歯と歯の接するところ（隣接面）にできたむし歯を修復するときに、健全な組織はできるだけ削らない。一九世紀末にブラック（G.V. Black）が、修復の予後を考慮した削り方の公式「ブラックの窩洞分類」をつくったが、この原則に則って隣接面はII級窩洞というかたちに削る。総山も進級試験では、当然それを正解とするが、実習では、学生たちには横からリンゴを見て、隣のリンゴと接する膨らみ全部をすっぱりと切り落とす方法「II級スライス式インレー窩洞」を教えた。この方法は、スライスカットと呼ばれた。総山は、保険診療のためにスライスカットを教えたのである。手間のかかるボックス形成をやめて、隣接面ごと削り取ってしまうスライスカットに経済合理性があると考えた。こうするとリンゴの腐っていない部分を大幅に削り取って捨てることになるのだが、保険では、時間と手間を節約すべきだから仕方ないというのが総山の合理主義だった。

スライスカットされた歯を修復するためには、なくなった隣接面をすべてカバーしなければならない。結果的に口の外で金属修復物をつくって口の中に装着する間接法になる。これはもう補綴家の許容できることではなかった。だから補綴家矢崎は若い総山に、敵意を隠さない。

「今日のこの保険でやっている臨床家が、インレーの窩洞をどれほど正確に作っているか、恐らく正確に作っている人はいないという評判だ。(8)」

正確なインレーの窩洞とは、ブラックの窩洞の原則を指す。矢崎は「保険でやっている臨床家」という言葉で、保険では経済性を優先して窩洞の原則を無視していいと教える総山のスライスカットを非難したのである。矢崎は、何事も経済優先の、保険というものに対する強い嫌悪感を隠さない。

銅合金をめぐる歯科保存学会と補綴歯科学会の対立は、医者が内科と外科で対立するのと、ある意味では似ている。歯科医学には保存と補綴という二つの異なるジャンルがあって、根本的に思考方法が違うのである。むし歯、歯槽膿漏、歯髄炎、保存修復学など保存歯科という分野は、細菌とからだの反応を扱うので、医学の用語を使う。これに対して歯科補綴という分野は、金属の鋳造、セラミックの焼成、レジン重合、ゴムの加硫というような化学や冶金《やきん》学の用語を使う。

しかし、銅合金の保険導入で主役を演じる総山に対する河邊や矢崎らの不信の根の深さと強い嫌悪感は、これだけでは説明がつかない。そこには、歯医者というものの深い悩みと自負が隠されているのだが、それは次節に後回しにして、ここでは補綴という分野の特殊性についてやや踏み込んで解説しておく。

社会保障の充実が叫ばれ、保険診療が年々拡大するなかで、補綴処置の困難は深刻なものになりつつあった。保存修復の学者は、概して歯科診療を保険に組み込むことに積極的だった。保険用の代用合金すなわち銅合金の研究に熱心に取り組んだのも、同じ理由からだと言える。他方、補綴家は、基本的に保険に背を向けていた。このため保険の代用合金にも格別の関心も示してこなかった。それどころか代用合金を研究することなど、むしろ学問的に恥ずべきことだと考えていた。保険に対する両者の姿勢が、旗幟を分けていたのである。

ここで、どうして補綴家が保険診療を嫌うのか、解説しておく。歯医者は、補綴の金銀細工で金儲けをするという誤解があるので、やや脱線だが詳しく説明せざるを得ない。なにしろ当の補綴家が、そこのところをきちんと理解していないし、説明してくれないのだから仕方がない。

日本の医療保険は、患者に現金を給付するものではなく、医療（療養）を給付するもの（現物給付）として体系づけられてきた。病気やけがの患者に、治療行為や薬を処方することを現物給付という。他方、治療にかかる現金を給付するものを現金給付という。ドイツは現物、フランスは現金という具合に、国によって制度が違う。患者が現金を受け取る場合には、その現金でどういう医療を選択するか、その自由度は高い。他方、現物の場合は、患者に選択の余地はほとんどない。そもそも、どういう病気に、どういう治療行為をするか、どういう薬を使うか、医療提供者が決めるからだ。もちろん相応の処置をしてもらわなければ困るので野放図にできない。ある程度、保険診療の基準に則って決めることになる。さて、薬を服用して自然治癒するような病気であれば、十分な説明を受けて納得できれば、決まり切った処置方法でも問題はない。生命の維持であれば、医者まかせでいい。少なくとも急性期の医療には一律の目的、一律の方法がある。ところが、自然治癒のない病気や障害のリハビリの場合に、患者に選択の自由がないとしたらどうだろう。これは不都合である。たとえば末期がんの薬は、患者と相談しなければ決められない。手足の再建、がんで失った顔面の再建、脳卒中の後のリハビリテーション、こういう医療は患者の希望が優先されなければ意味がない。慢性期の医療もまた、患者の健康行動の変化が不可欠で、患者の積極的参加なしには医療が成り立たない。

歯を失った人の補綴処置も同じで、患者の希望を優先する必要がある。患者にある程度決定権を委ねるべき医療行為は、患者に選択の余地のない現物給付という仕組みには馴染みにくい。補綴処置というものは、生命の維持にはかかわらないが、食べやすさ、話しやすさ、外見の改善に治療目的があり、それを達成する手段を数多くの工夫とその組み合わせから選ぶことに妙味がある。

この結果、補綴処置はある面で保険から逸脱する必然性がある。もっとも患者の選択の自由をいいことに、根拠の不確かな高額治療を勧める向きがあって、この問題をさらに難しくしていることは否めない。

以上、補綴処置が、現物給付の保険と相性が悪い理由を述べた。

先の銅合金の座談の補綴学会側の出席者は、河邊以外に矢崎と青木貞亮《あおきていりょう》（一九一四〜一六年シカゴ・ロヨラ大学にて歯科レントゲン学、一九一六年〜日本歯科医学専門学校教授、一九三二[1]〜三八年日本補綴歯科学会会長）だったが、矢崎と青木の二人は大正初期の米国留学経験者である。近代の歯科医学は、ほぼアメリカからの輸入学問であると考えていいが、戦争直後の日本の歯科医学は、この時期の留学経験者がリーダーとなって牽引した。同時代の米国留学経験者は、画家として名を知られ日本歯科大学の学長となる中原實（一九一五〜一八年ハーバード大学、フランス軍歯科医を経て日本歯科医学専門学校教授、一九四一〜八四年日本歯科医学専門学校および日本歯科大学理事長、一九六二〜六八年日本歯科医師会会長）、藤城真次（一九一七〜二六年米国在住、ハーバード大学助教授）、山本啓三郎（オレゴン大学、ポートランド開業、一九二二年帰国）、そして東京医科歯科大学の学長・長尾優（一九一六〜一八年ペンシルバニア大学）らであった。時代はやや後の昭和初期になるが、眞鍋満太（一九二二〜三五年ハーバード大学シニアコースの後ボストン開業）とともに聖路加国際病院の長谷川慶蔵（一九二七〜二八年ノースウエスタン大学）、そして戦後の歯科医療に大きな影響を与えた臨床医として眞鍋と双璧をなす

（1）榊原悠紀田郎：続歯記列伝．クインテッセンス出版，東京，p.324, 2005.

原田良種《はらだよしたね》（一九二八～三一年セントルイス・ワシントン大学）の名を挙げておかなければならない。

ここで戦前の留学経験者の名前をずらずらと並べたのは、昭和三五年以降現在につながる日本の歯科医療を形づくる戦後の留学生たちとは異次元の存在として、記憶にとどめていただきたいからである。この人たちが米国に滞在していた時代、すなわち二つの大戦に挟まれた三〇年間（一九一〇～四〇年）は、米国の歯科医学は暗黒の時代だった。この時代の留学経験者は、自覚すると否とにかかわらず、歯科医学というものを理不尽な日陰の存在として経験している。

長尾は、この暗黒時代の初期に精緻な補綴技術を米国の東海岸で学んだ一人である。

「大正5年の初め頃であったと記憶するが、山形朔郎君を招いて、新帰朝のアメリカ歯学の話を聞いた事があった。…米国における歯科技術の進歩せる標本の一つとして、ピーソー氏式可撤架工義歯の模型を見せてくれた。私はその標本を手に取って見た一瞬、落雷に打たれたような気持ちがしたのを今でも忘れ得ない。」それを機縁に長尾は山形と深く交わり、その年に渡米、ペンシルバニア大学地下の技工室で、夜遅くまで独りで「石膏を流し、金を削り、義歯床を磨くなど…、それは学問でもなければ、独創性も生じない、全く技術を練る修練以外の何物でもない。だが、これを覚えなければ、歯科医として立って行けない。あの山形君に見せられた模型で、脳天に一撃を喰らった時の気持ちを一掃するには、是が非でも習い上げなくてはならない、と歯を食いしばる気持ちでおった。」「歯学というものは、全く変な専門で、多分に人に知られない困難さがあるもので、これこそやった者でなくてはわかるものではない。」(2)

ここで歯科医学の暗黒時代と呼んでいるのは、一九一〇年のハンター（W. Hunter）のセンセーショナルな講演をきっかけに、北米大陸の医療界に広がった中心感染説（focal infection theory）という、今で言う都市伝説のような迷信の支配した時代である。北米では、関節、皮膚、眼にはじまり精神疾患に至るまで原因のわからない病気の原因として、修復された歯が疑われ、歯髄処置をする歯内療法学が大学教育から消え、内科医の判断による抜歯が優先された三〇年間があった。石原の評伝に直接のかかわりをもたない中心感染説にページを割くのは、このものがたりの主題である歯科医師という専門職の特殊性のよってきたる根拠を明確にしておきたいからである。昭和三五年以降にわが国の歯科医療界を席捲するモダンデンティストリーは、米国直輸入のものだが、ここでは歯科の暗黒時代の記憶がすっかり抜け落ち、何のこだわりもなく、診断に頭を悩ますこともなく、歯を削っ

(2) 長尾優：一筋の歯学への道普請．医歯薬出版, 東京, p.18-20, 1966.

てきれいに修復する能天気な歯科診療がいまにまで続いている。

戦前の留学経験者の存在にスポットライトをあてたのは、ちょうど文学に第一次戦後派と呼ばれる戦争期の体験を根拠に小説を書いた一群がいたように、歯科医学にも米国の歯科医師たちが暗黒時代から抜け出すために費やした労苦を身にしみて学んだ第一次戦後派と呼ぶべき人々がいた。これに対して戦後の留学生は、わずかな例外はあるものの、暗黒時代の洗礼を受けていない。

この米国の歯科暗黒時代を知るには、いくらか歴史を振り返っておく必要がある。

むし歯になった歯を治療する医療（operative dentistry）は、十九世紀後半に発展し、ほぼ十九世紀末までに体系づけられた。しかし、この学問体系の時計の針は、一九一〇年からほぼ三〇年間、あたかも呪いにかけられたかのように、止まったままになるのである。

一八四七年にトゥルーマン（E. Truman）が根管充塡材としてガッタパーチャを紹介し、一八六四年にバーナム（S.C. Barnum）がラバーダムを考案し、[3] 一八七四年にはウッツェル（A. Witzell）が無菌的防腐的根管治療を報告、一八八七年にはケルス（C.E. Kells）が即時根管充塡法を提案したとされる。そして、ブラック（G.V. Black）が、むし歯になった歯を修復する際の適切な削り方を体系づけたのは一八九一年で、このようにむし歯の歯を

（3） CURSON, I.: History and Endodontics. Dent Pract Dent Rec, 15(12): 435, 1965.

抜歯せずに治療して保存する術式は十九世紀末に完成した。

ほぼ同じ十九世紀後半、様々な感染症の原因菌が次々に明らかになっていた。コッホによる炭疽菌、結核菌、コレラ菌の発見、そしてジフテリア、ペスト、赤痢と、ほぼ二〇年の間に怖ろしい病気の原因となる細菌が次々に発見された。顕微鏡によって口の中に多くの細菌がいることも観察されていたが、コッホに師事して口腔細菌学を興したミラー(W.D. Miller)は、口の中の細菌がさまざまな全身の病気の感染源になっていると注意を喚起した。(4) 実際、痛みのある歯の歯髄を除去して歯を保存する根管治療が広まるにつれ、歯性病巣感染の事例が増えたものと考えられる。

歯性病巣感染とは、むし歯やむし歯の治療部位が感染源となって、皮膚、関節、腎臓などに炎症が起きる病気のことで、治療をした歯の根の先に膿が溜まって、そこから細菌が血中に入って、口から遠く離れた臓器に重大な炎症を生じるものと考えられた。一九〇〇年には英国王立医学協会で口腔由来敗血症(oral sepsis)がテーマに採り上げられた。(5) 一九〇四年に米国のビリングス(F. Billings)は関節炎などの慢性の苦痛を取り除く治療法として扁桃摘出や無髄歯の抜歯を提案している。しかし、そこまでは医学的な議論の枠内の議論である。慢性病巣が遠隔臓器に炎症を起こす病巣感染の考え方そのものは、古く

(4) Miller, W.D.: The human mouth as a focus of Infection. Dental Cosmos. Lancet, 1891.
(5) Hunter, W.: Oral sepsis as a cause of disease. Br Med J, 28; 2(2065): 215-216, 1900.

からあり、それが顕微鏡で見える口の中の細菌という具体的な姿とつながったに過ぎない。

しかし、一九一〇年に英国の医師、ハンターがモントリオールの大学で行った講演から一転雲行きが怪しくなった。後に、この講演が〝中心感染に火をつけた（ignited the fires of focal infection）〟とされる。翌年、この講演は英国の医学誌Lancet（注）に掲載されるのだが、そこではゴールドの充塡物、ゴールドキャップ、ゴールドブリッジ、ゴールドクラウン、ゴールドの義歯が、〝敗血症の山の上の金の霊廟（a mausoleum of gold over a mass of sepsis）〟だと非難の的にされたのである。それはゴールドクラウンとブリッジによってさまざまな全身の病気が引き起こされていると、米国のゴールドまみれの歯科医療を告発するに等しいものだった(6)。

とくに関節リウマチや皮膚炎のように原因のわからない病気は、歯の病巣が原因であろうと疑われることになった。当時、病気の原因といえば細菌というのが医学界の新しいトレンドになっていたため、歯や扁桃の病巣から溢れた細菌が血流を介して遠くの臓器に病気を起こすという病巣感染論を拡大解釈したセオリーが勢いを得た。同じころ、心疾患（細菌性心内膜炎）で死亡した患者の心臓から口腔レンサ球菌が発見され話題になった(7)。ローズナウ（E.C. Rosenow）は歯の根管治療が遠く離れた臓器に致死的な病気を起こすことが

(6) Morrey, L.W.: Editorial. J American Dent Assoc, 42(6): 613-613, 1951.
(7) Billings, F.: "Focal Infection"-Monograph, D. Appleton & Co. 1916.

あるとして、これを中心感染説（focal infection theory）と名付けた。原因不明のからだの病気の多くは、口の中の細菌が血流を通して局所に到達し、引き起こしているものだという学説である。(8、9)

この学説が勢いを得て、ほぼ四半世紀の間、米国の歯科医師たちは、抜歯の判断を内科医に譲り渡していたのである。たとえ歯の痛みを解決して精度の高い根管治療をしたとしても、あるいは慎重にギャップのないゴールドクラウンで修復したとしても、患者が関節の痛みを訴えれば、内科医の抜歯の判断が優先された。事実は、学説そのものの信頼性に力があったというよりも、むしろ歯科医師たちが過剰反応したということだったかもしれない。

近代西洋医学が、病気の原因を特定し治療するという夢を実現しはじめたまさにそのときに、歯科医師は病因を見つけて治す側ではなく、病因をつくる者として指弾され、それを始末する技術者に貶《おとし》められたのである。内科医は明確な根拠なく、すべての失活歯（歯

注：Hunter, W.: The role of sepsis and antisepsis in medicine. Lancet, 1: 79-86. 1911.
この文献を引用している例が多いが、筆者はこの原文献を確認できていない。

（8）Castellucci, A.: A brief history of endodontics. Endodontics Vol. 1. Ed. II, 2006.
（9）Stafne, C., Hatton, E., Burket, L.W., Kerr, D.A., Mann, A.W.: Dental Health and Systemic Disease. J Am Dent Ass, 40(6): 656-661, 1950.

髄に血流がなく、歯髄に生活反応のない歯）の抜歯を歯科医に対してあたりまえのように指示するようになった。(10) 病巣感染が疑われる病気が何かあれば、あるいは患者の訴える不調の原因がわからないというだけで、内科医は怪しい歯を見つけ出して抜歯を勧める。一九一〇年から四半世紀の間、歯の根の治療（歯内療法）と歯の周囲組織の治療（歯周治療）は見る影もなく衰退し、歯科医師自身も、問題のある歯の保存に悩むことをやめて躊躇なく抜歯するようになった。(11) 悪霊に呪いをかけられたように、歯科医師たちは中心感染説の虜になった。そして歯科医師も抜歯ブームの尻馬に乗ったのである。(12) 一九四〇年までの二〇年間に、中心感染に関して発表された文献は二、〇〇〇を超える。(13)

欧州では、二つの大戦にまたがる戦争の時代、兵隊の歯痛は戦意を殺《そ》ぐものとして嫌われたが、このことも抜歯を最優先とする歯科治療に加勢した。どうせ戦場では、抜歯以上の治療はない。戦争期には、痛みの出た歯を抜歯することを多くの人は苦もなく受け容れた。この時代、英国では四〇代以上の人の半数は歯がなかったという。

西洋医学で、近年まであらゆる病気に有効な処置として血を抜く瀉血《しゃけつ》が行われていたが、同じように病因のわからない不具合を改善するために歯が抜かれた。抜歯が増えれば、

（10）Easlick, K.A.: Summaries of opinions about importance of focal infection in systemic disease. J Am Dent Ass, 42(6): 694-697, 1951.

（11）Schulein, T. M.: Significant event in the operative dentistry. J Hist Dent, 53(2): 63-72. 2005.

その代わりに入れ歯の需要は増えるわけだが、それで補綴の技術が発展すると考えるのは早計である。

この時期の後半にワシントン大学（セントルイス）に留学した原田は、帰国後の講演で補綴の技術の衰退を嘆いている。タッガート（W.H. Taggart）が遠心鋳造機を開発して精密鋳造技術を確立したのは一九〇七年だが、それから四半世紀、すなわち歯科医学の暗黒時代に補綴の技術はどうなったか。

「鑄造術はタツガート氏時代の嚴密さから、方法の普及と逆比例に、エジプト時代の鑄造術と何等選ぶ處のない退歩の跡を示し、他方共一般化に依つて金箔充填は『インレイ』に依つて其領地を侵され、固定架工義齒の嚴然たる位置は、ワンピース鑄造の局部義齒に依つて占領されつゝある状態である。（原文ママ）」[14]

この当時、失った歯を補綴するブリッジの処置では、土台にする歯の歯髄を除去することは避けられなかった。このために歯髄を除去する処置と補綴処置は、切っても切れない関係にあった。

一九四〇年ごろになってようやく中心感染説を見直す実証的な研究[15、16]が出始めるが、その無知の嵐がすっかり収まるには、さらに一〇年が必要だった。

（12） Root Canal Therapy Safe and Effective, Endodontics Colleages for Excellence. American Assoc Endodont, Fall/Winter, 1994.

（13） Grossman, L.I.: Chap 2 Pulpless teeth and focal infection. *In* Root canal therapy. Lea & Febiger, Ph, 1940.

グロスマン（L.I. Grossman）は、一九三九年に根管治療の勉強会（Root Canal Study Club）を立ち上げた。この中から、ベンダー（I.B. Bender）やセルツァー（S. Seltzer）はじめ大戦後に歯内療法学を復活させるメンバーが育った。終戦を前に、根管治療の専門家が米国歯内療法学会（ＡＡＥ）を設立し、不遇の時代を細々と生き抜いた一握りの学者たちが、歯内療法学を復活させたのである。そして戦争が終わって空前の経済的活況が続いていた時期、ついに米国の医学分野で中心感染説の見直しの空気が広がった。きっかけはステロイド系抗炎症剤の登場だった。

ミシガン大学のイースリック（K.A. Easlick）をヘッドにしたプロジェクトチームによる中心感染の報告書が米国歯科医師会雑誌に特集として掲載されたのは一九五一年の六月である。[17]

初期の固定性の入れ歯（橋義歯、ブリッジ）は、橋脚になる歯の神経を必ず除去しなければならなかったが、その処置の結果、歯根の先に膿をもつような例は少なくなかった。いやむしろ多くの場合に、ブリッジの橋脚となった歯の根の先には病変ができていたのかも知れない。病巣感染を疑われ、抜歯を求められれば、従うしかなかった。この状況を変え

（14）原田良種：蝋原型の調製より鋳造まで．日本補綴歯科學會々誌, 1: 45-67. 1935.
（15）Curtis, A.C.:Focal infection with special reference to operative dentistry, ed. 7 Ward, M. L., editor. Lea & Febiger, Ph, p.751, 1940.

たのは、エックス線診査だった。口の中にエックスス線フィルムをセットして歯の根の周辺を撮影する口内法エックス線撮影で鮮明な画像がえられれば、嫌疑を晴らすことができるのだ。口内法エックス線写真の改良によって、病変の有無を確実に診断できるようになったのである。専門的に根管治療をする歯科医師は、このエックス線写真によって生き延びることができた。

元々、病巣感染は、むし歯を放置した場合や腐敗した根管内容物や感染歯質を漫然と取り残すような処置をした場合に起こるものだった。鮮明なエックス線写真が得られるようになって、たとえいったん感染した歯を保存しても、根管内を確実に清掃し根尖を封鎖すれば、病巣感染を引き起こすことがないという事実が立証され、次第に歯内療法が理解されるようになった。病巣感染を大げさに拡大解釈するきっかけになった細菌性心内膜炎も、心臓弁に傷や欠陥がなければ細菌の固まりがくっつくものでないことがわかった。二〇世紀初頭の細菌培養検査は、ひどく不正確なもので、培養中に検体が検査者の唾液によって汚染されるようなことも珍しくなかった。中心感染説は、歯の治療が命にかかわる重みをもつことに過剰反応した歯科医師によって信じられた根拠のない風説だった。

歯を保存する歯科医学は、米国ではこのような歴史を背負って、戦後になってようやく

(16) Reimann, H.A., Havens, W.P.: Focal Infection and systemic disease: A critical appraisal. The case against indiscriminate removal of teeth and clinical lecture at ST. LOUIS session. JAMA, 114(1): 1-6, 1940.

(17) Easlick, K.A.: An evaluation of the effect of dental foci of infection on health. J Am Dent Assoc, 42(6): 615-697, 1951.

息を吹き返した。処置歯を唾液から隔離するラバーダム防湿ひとつとっても、それはたんなるゴムシートではなかった。エックス線写真の、その鮮明な画像は歯内療法を行うものが背負うべき神聖な十字架のような意味をもつことになったのである。

しかし、幸と言うべきか不幸と言うべきか、わが国にはこの疫病が広がることはなかった。瘢痕を経験しないまま成人してしまう子どもがいるように、わが国の歯科医療は瀕死の病を経験しないまま今に至っている。

再び前節の、矢崎が若い総山に言い放った一言に戻る。

「今日のこの保険でやっている臨床家が、インレーの窩洞をどれほど正確に作っているか、恐らく正確に作っている人はいないという評判だ。」(18)

苦し紛れの嫌味なのだが、インレーの窩洞を正確につくると言ったとき、矢崎の念頭にあったのは、おそらくインレーの原田と異名をとる原田良種の金インレー処置のプロセス全体の厳密さだった。名前は同じインレーでも、総山のインレーと原田のインレーでは天と地ほどに違うと、矢崎には思えた。総山のインレーを見てはいないので多分に誤解なのだが、総山は常々「日本の保険医療の中で行っても採算のとれるような間接法（の開発を

(18) 綛真教，河邊清治，金竹哲也，矢崎正方，青木貞亮，永井一夫，総山孝雄：座談会　保険指定を旋る銅合金論争．歯科時報, 1959.

目指した)」[19]と、何かと言えば経済性を優先する、他方、原田は保険診療をしないことで有名だった。矢崎には、経済性優先の総山の姿勢が受け入れ難いのだった。ここには矢崎も含め、戦間期の米国に学んだ第一次戦後派と戦後の復興を第一義に考える総山の大きな隔たりがあった。

銅合金論争のきっかけとして総山の「鋳造冠の作り方」[20]を紹介したが、このタイトルがものがたるように、この論文の主題は「鋳造冠」だった。鋳造冠の教育については、石原がぐずぐずと踏み切らなかったことにふれたが、ぐずぐずしていた石原が、この総山の論文には、機敏に反応した。石原は、この総山の「作り方」本を強く意識して、翌年末『鋳造冠』[21]という本を上梓した。出版元は材料メーカーの而至化学工業(現在のジーシー)なので、いまふうに言えば利益相反が疑われ、学問業績としては軽く扱われかねないものだが、それが真逆で、この本は、鋳造冠を普及させたいなら最低限ここまでの労は惜しむなと、石原が厳しい注文をつけた学問的良心を体現したような本なのである。

「印象材の進歩……超硬石膏の出現……クリストバライト埋没材……高速切削法…高性能の切削材……。この点から見ると鋳造冠はもはや実用段階に入っているといってもよいで

(19) 総山孝雄：わが人生と学問の来し方を顧みて．総山孝雄教授退官記念誌　第一歯科保存学教室業績集．総山孝雄教授御退官記念会, 東京, p42, 1982.
(20) 総山孝雄：臨床講座　鋳造冠の作り方．日本歯科医師会雑誌, 11(7): 375-386, 1958.10.
(21) 石原寿郎：鋳造冠．而至化学工業, 東京, 1959.

あろう。」[21]と前置きしながら、歯頸部の適合とわが国の経済的な事情を理由に「なお解決すべき点が若干残されている」として書き下ろしたのがこの本である。

バンドクラウンを廃してキャストクラウン（鋳造冠）を推奨するのは、病巣感染がきっかけだったはずではないか。そのときに、歯頸部の適合をいい加減にして鋳造冠の普及は許さない。そうストレートには書いていないが、そういう信念のようなものが伝わってくる。支台形態と支台形成について根拠をあげてよりよい方法をイラストと写真を多用して解説するところから始まり、総山がフルブライト留学の成果として誇る間接法[22]については、石原は印象から技工まで、考えられる材料、必要なステップすべてに、吉田の金型適合試験など[23,28]の直近の実証的根拠をあげ、最後は適合状態の評価研究[29]に至るまで、今得ることのできる鋳造冠の臨床について、水一滴も漏らさぬという姿勢が貫かれている。

それでもなお、歯頸部の印象については、満足できる適合が得られたわけではなかった。石原の教室では、木綿糸で歯の周りの歯肉を外に拡げて歯を削り（歯肉圧排による歯冠形成）、仮の冠の歯頸部にストッピングやシリコーンなどを塗って膨らませて歯肉を押し拡げ、歯と相似形のアルミキャップを器にしてラバーベースを使って一次印象、その上から二次印象という手の込んだことをやっていたが、手間がかかる割に必ずしも満足できる印

(22) Fusayama, T.: Factors and technique of precision casting; PartI and II. J Prosthet Dent, 9(3): 486–497, 1959.

(23) 吉田恵夫：金属原型による弾性印象材の精度試験について．歯界展望, 14: 1140-1149, 1957.

象が得られるわけではなかった。(30) 従来から精密な型取りに用いられていた薄い銅板（カッパーバンド）で削った歯を緊密に取り巻いて、そこにラバーベースを流し込む方法をひと工夫すると成績が良くなることを見出して鋳造冠の教育に動き出すまでには、もう少し時間が必要だったのである。(31)

総山が、教授になってからのことであるが、原田はただでも恐い顔をひときわ厳しくして「いくら官立の教授かもしれんが、あんなのは歯医者じゃない」と吐き捨てるように言ったことがある。原田にとっては、歯医者であることが誇りだから、歯医者を指して「歯医者じゃない」と言うのは、人を「人でなし」呼ばわりするにも似たもので、最大級の批判にあたる。もっとも総山のほうは、「歯学は医学の中の一部門である」(32)とさらりと言い切る一元論者だから、「歯医者じゃない」と評されても一向に気にならない。第一次戦後派にとって、総山は異次元の存在だった。

原田が「あんなのは歯医者じゃない」と原田会（丸森賢二、山根通裕、森克栄など原田良種一門の勉強会）の場で吐き捨てるように言ったという話は、大の総山嫌いの森克栄《もりかつえい》（一九五八～六九年東京医科歯科大学専攻生、最初の二年間渡米後、米軍基地病院勤務を経て再度専攻生となり、退学後開業）の証言なので、かなり偏りがあると考えるべきだが、原田がスライス

(24) 内山洋一ほか：弾性印象材の残留変形に関する一考察．補綴誌, 3: 4-8, 1958.
(25) 吉田恵夫：弾性印象材による歯型の実用精度について．歯界展望, 15: 74-92, 1958.
(26) 吉田恵夫：歯科鋳造法の実用精度について．補綴誌, 2: 55-82, 1958.
(27) 石原寿郎ほか：歯冠補綴のための間接法作業模型．歯界展望, 15: 106-116, 1958.

式インレー窩洞を推奨する総山を認めるはずはなかった。この森は、米国の歯内療法学を復活させたグロスマン勉強会のベンダーの知遇を得たという意味で、昭和三〇年代前半の私費留学生としては例外的に第一次戦後派の流れを汲む。当時、グロスマンが根管内容物の細菌培養検査とペニシリンという医学生物学的手法に傾斜を強めたのに対して、ベンダーは根尖孔（歯根の先の神経や血管の出入り口）を封鎖して歯の中と外の交通を遮断し、エックス線写真で炎症の有無を評価する方法を追究していた。グロスマンの細菌検査に対して、ベンダーはエックス線検査である。こうして鮮明なエックス線写真こそが、歯科医師という専門家の格を決めるという森の信念が生まれる。

森は、帰国後、東京医科歯科大学の専攻生の身分のまま、週の半分は田園調布の原田歯科診療院で働くことになるが、復員後ほどなくして原田に師事した丸森賢二（原田歯科診療院に技工担当で勤務し、夜間開業しながら榊原勇吉が一九四七年に設立した横浜歯科臨床座談会に参加。一九六六年から主宰し、口腔衛生を第一義においた診療を全国に広めた）と山根通裕（一九五五〜七〇年原田歯科診療院に勤務、のち世田谷区の玉川田園調布に開業）らは、第一次戦後派の流れに位置するという点で森の先輩格であった。昭和四〇年代に、丸森は子どもの生活に目を配り、とくに食生活とブラッシング習慣の改善に熱を入れるが、その使命感にあふれた活動はまぎれもなく第一次戦後派の血を引いたものだったと言えるだろう。

---

(28) 石原寿郎，大石司郎：弾性印象材に関する研究の概況とその盲点，ことに残留変形の測定法について．歯科時報, 313: 16-25, 1958.

(29) 吉田恵夫，井上昌幸ほか：全部鋳造冠及び3/4冠の適合状態について．補綴誌, 3: 117-122, 1959.

同じ第一次戦後派でも、眞鍋は原田とは好対照で、米国流の合理性や効率性を重んじた。眞鍋は、先陣を切ってアメリカンモダンデンティストリーの紹介役を担ったという点で、他の第一次戦後派とはスタンスが違う。

終戦後二年に満たないころの眞鍋の発言だが「一體學校で金冠の適應症を教えているのか、それとも卒業後は忘れてしまうのか、單純窩洞に於いても抜髄して金冠を装着しているのを相當數見る。このような事も齒科醫自身が時間を空費し、物質的にも浪費である。患者側から言っても浪費である。患者側から言っても時間、金銭の空費の外に確實でない根管處置による中心感染等を起こすこともある。（原文ママ）」[33]

眞鍋は、ここで小さく詰めるだけでいいようなむし歯のために、大げさにゴールドクラウンをかぶせるような過剰な修復処置が横行していることを批判しているのであるが、たんに時間とお金の無駄というだけでなく不必要な根管治療が中心感染のリスクを高めると警告している。当時の日本には、抜髄が病巣感染のリスクになるという考え方はほとんど知られていなかった。治療介入によってむしろリスクが高まるという米国流の合理的発想をもって、眞鍋は警鐘を鳴らしたのである。

(30) 石原寿郎：鋳造冠．而至化学工業, 東京, pp.58-62, 1959.
(31) 石原寿郎，内山洋一，川島豊造：(2)全部鋳造冠　歯肉縁下の正確な印象法（隔月・補綴臨床講座）．歯界展望, 18(11): 1365-1371, 1961.
(32) 総山孝雄：歯学概論．医歯薬出版, 東京, p.48, 1975.

銅合金問題の台風の目になる総山についてふれておく。

多くの歯科大学の優秀な学者が、医師ではなく歯科医師である自分のアイデンティティにぐずぐずと悩むことがあったが、総山はそうした悩みとは完全に無縁だった。歯科医学者の多くは、悶々として仕事の領域が口の中の小さな歯に狭く限定されていることに悩む。基礎系の学者はまだいいのだが、臨床系の学者は歯科が医学から分かれていることに悩む。しかし総山は違った。

総山は、フルブライト奨学金の試験に合格し、昭和三一年の夏から二年間インディアナ大学に留学している。この時代の留学経験者は、とにかく彼我の絶望的なまでの経済格差に打ちのめされ、考え方から服装まで何から何までアメリカ基準になって帰国する者が多かったが、総山は違った。総山は、戦後日本の復興に役立つ材料と技術を物色し、それを持ち帰ることを強く意識し、事実そのようにした。

青年期に戦争と敗戦を経験した同世代の者は、一八〇度の環境変化を経験しているのだが、この人物は例外的に一直線に生きた。

南方戦線に派遣された日本軍の将兵は、欧米列強の植民地支配からアジアを解放し、大

(33) 眞鍋満太，中村平蔵，今田見信，山田平太：歯科医学教育の座談．歯界展望, 4(17): 248-255, 1947.

東亜共栄圏を建設するという志をもって戦地に赴《おもむ》いたものだが、そのような建前は戦争の現実にことごとく打ち砕かれた。しかし総山の場合は違った。スマトラ駐屯の三年半、時間をみつけては現地のバタック族との交流に努め、後にその民族学的研究(注)をまとめるほど現地に溶け込んだ。敗戦後は、戦争中に培った現地人脈を活かしてインドネシア独立派との衝突を回避し、独立を助けるために命がけで闘った。総山は連合軍支配下の敗戦日本軍の司令官を説得し、日本軍渉外部将校としてアチェ人との衝突を回避し、謀略と掠奪《りゃくだつ》、殺戮《さつりく》のテビン事件を和解に導き、インドネシア独立運動を支えたという自負をもって帰国した。(34) 日本の無条件降伏という無惨な経過を伴ったとはいえ、アジア諸国の欧米からの独立は達成された。欧米列強からアジアを解放するために二〇代のすべてを費やした。復員しても公職追放の憂き目に遭い、さあこれからは自分の専門を活かして日本の復興だと大学に戻った矢先、闘病生活を強いられた。しかし病床の総山は自分自身の信念を疑うどころか、一段とその信念を強めた。総山は東京医科歯科大学教授退官後、堰を切ったように

注：東京医科歯科大学歯学部教授在任中に民族誌をまとめ、『秘境トバ湖に生きる神秘のバタック族』（一九七五年、日本インドネシア協会・改造図書出版株式会社）として出版した。

(34) 総山孝雄：スマトラの夜明け―アジア解放戦秘話―．講談社, 1981.

太平洋戦争とインドネシア独立にかかわる著作を出版している。(注)歯科の関係者の間で話題にされることはなかったが、それは戦後民主主義の歴史観に対抗する著作で、欧米列強からのアジアの解放に血と汗を流した当事者として、その存在証明を歴史に書き残しておきたいという使命感に溢れていた。

留学先では、運良く彼の学位論文の英訳が、日本人として戦後初めて「米国歯科医師会雑誌」に掲載されたため、(35)至るところで厚遇され、さらに留学中には精密鋳造に関する研究を「米国補綴歯科学会誌」に発表した。(22)帰国後、アルジネート間接法の用具一式を開発して、間接法インレーの普及に務めるが、総山にとって銅合金問題は、この破竹の勢いで進む途上でたまたま蹴飛ばしてしまった小さな石ころに過ぎなかった。

注：東京医科歯科大学在職中に出版した『スマトラの夜明け―アジア解放戦秘話―』（講談社、一九八一年）のほか、『南海のあけぼの、太平洋戦争新発掘』（叢文社、一九八三年）『ムルデカ！インドネシア独立史』（善本社、一九九八三年）、『インドネシアの独立と日本人の心―独立戦争に参画した人々が語るアジア解放への熱望と歴史の真実』（展転社、一九九二年）、共著『南洋〝アニマル戦線〟異状なし、証言・昭和の戦争 リバイバル戦記コレクション㉙』光人社、一九九二年）を出版した。

（35）Fusayama, T.: Dimensional, form and hardness changes of die for indirect dental technic. J Am Dent Ass, 52(5): 162-185, 1956.

七　ゆきづまり

石原は、このころ言いようのない学問的焦燥感を抱えていた。

石原は、咀嚼能力の研究を重ねてきた。補綴治療をする以上、治療結果の評価をしないわけにはいかない。その妥当性を評価し、咀嚼能力が改善されることが、さらにどのような影響を身体に及ぼすのか。どの程度改善すれば、意味があるのか。学問は、そのような広がりをもたなければならない。そうした評価が何らかのかたちで、普遍性につながる。しかし、歯科では、咀嚼能力評価の必要性をだれも理解しない。咀嚼能力が分かったところで、それがどういう意味をもつのか、と言われる。

そのころよく、国電のお茶の水のホームをゆっくりと歩く石原の姿が見かけられた。石原には、歩きながら考える癖があった。お茶の水橋側から聖橋のほうへゆっくりと歩いていたかと思うと、今度は反対にお茶の水橋のほうへ戻ってくる。長いホームを再び聖橋に向かって歩いている。

「患者が満足しているものを、改めて計測して、どうするんです。」

「数字にすることが科学じゃないよ。」

この分野は、治療技術学で、その目的を問わない。自分たちの治療行為の意味を問い直そうとしない。

「歯科という分野は、学問をすることを拒んでいる。」

あまりにも冬眠の年月が長すぎたのかもしれない。十九世紀の学問が中心感染説の冬の時代を経て、そのまま二〇世紀の半ばにつながっているのだ。歯を保存する治療は、長い眠りから覚めたが、補綴学は技術の体系であって、それに釣り合うような学問の体を成していなかった。

銅合金問題の端緒となった総山の論文「鋳造冠の作り方」(1)が出た昭和三三年の夏、石原は阪大の河村洋二郎(一九五九～八五年 大阪大学歯学部教授・口腔生理学)に呼ばれて、初めて体系的に下顎運動について話す機会を得た。阪大歯学会を任された河村が、石原を東京から招いたのである。新しい研究が次々に成果を挙げている保存ではなく、入れ歯屋と揶揄される補綴から若い石

(1) 総山孝雄：臨床講座　鋳造冠の作り方．日本歯科医師会雑誌, 11(7): 375-386, 1958.10.

原を呼んだのにはそれなりの意図があった。

弓倉繁家によって大阪大学歯学部が設立されたのは昭和二六年、その翌年に医学部から歯学部の講師に転任した河村洋二郎は、この阪大歯学会の翌年、弱冠三八歳にして大阪大学の教授になる。石原も助教授ながら、若くして実質的に教室を任されていた。

河村は、阪大歯学会に石原を招いた意図について「従来歯科学は形態学的な面を中心として…、それがため機能的な面が軽視されすぎ、勢い学問的ゆきづまりを招いている感がある」とし、「臨床の問題を例にとってみても、噛めないとか、…義歯の具合が悪いとか良いとか、しゃべりにくいとか、患者が訴える問題の多くは機能に関したものでありますし、歯科では患者が死亡することは少ないのですから、…生理学を中心とした臨床的討論も必要」(2)と述べている。

これと同時に「大阪というところは東京に較べると学問的刺激が少ないようです。たまには東京の方々に来ていたゞいていろいろと学問的な討論をすることは非常に有意義だ」と挨拶している。ちょっと東京を持ち上げすぎのように思えるが、東海道線初の電車特急「こだま」が東京大阪間を六時間五〇分で走るようになるのはこの年の十一月のことで、七月十二日の阪大歯学会に出るには、前日十一日の朝九時に東京駅を出て夕方の四時半に

(2) 石原寿郎：下顎運動の補綴学的な考え方とそれに対する研究の現状．阪大歯学会より抄録．歯界展望, 15(12): 1317-1326, 1958.

大阪につく特急「つばめ」を利用しなければならなかった。わずか五年後に新幹線の「ひかり」が四時間、その翌年には三時間一〇分で東京と大阪を結ぶのだから、この時代の世の中の移り変わりの速さは途方もないが、昭和三三年の東京と大阪の距離はまだ遠くのんびりしたものだった。

この「つばめ」には出版社の若い編集者が同行し、この講演の内容は、その年の十二月の雑誌「歯界展望」に「下顎運動の補綴学的な考え方」[2]としてまとめられた。

石原寿郎は、没後「咬合学」の権威として歯科医学の歴史に名を残すことになるが、この阪大歯学会の講演をまとめた論文が、歯のある人（有歯顎者）の補綴のために下顎の位置や咬合様式の重要性を論じた「咬合学」の最初の総説となる。ここではまだ、「咬合学」という言葉は使われていないが、「有歯の顎運動は残存歯列自体が下顎の運動を指導し、各個人に応じた一定の運動様式が大体決まっているので、…新しく作られる冠、橋義歯は多くの場合既存の歯牙による下顎運動と正しく協調するものでなければならない」と、すでに後のクラウンブリッジ咬合学の要点となるところを論じている。総義歯の場合は、人工の歯の形によってあごの運動が決まるので、正しいセオリーに従って入れ歯のかみ合わせをつくればよい。これに対して有歯顎者の場合には、各個人の運動様式を知って、それに合わせなければならない。総義歯に機械的な整合性が求められるのに対して、有歯顎では個体に適応することが求められる。

「冠の咬合面は単に模型的、典型的な歯牙形態を再現するだけでは充分な咀嚼機能は発揮できず、…機能的な形態を与え下顎の咀嚼運動とマッチするようにしなければならない。」

ここで石原は、米国で注目を集めつつあったオーラルリハビリテーションを紹介している。オーラルリハビリテーションとは「有歯顎の咬合関係や上下顎の位置関係が、咬耗や歯周疾患のために乱されたとき顎位の恢復とともに全歯列の咬合関係を主として冠、橋義歯で再構成するものである。」[(2)] ひとことで言えば、全部の歯の人工的な作り直しである。

米国の先進的な歯科医師がオーラルリハビリテーションに着手したのは、歯を残して治療することが徐々に広まった大戦後のことである。悪くなった歯を歯内治療や歯周治療で保存し、歯の位置や傾きを矯正処置で修正し、そのうえで従来の部分入れ歯の代わりに、鋳造技術を使った固定式の橋義歯（ブリッジ）を使う。ブリッジの橋脚になる歯は、この当時はすべて歯髄をとって失活歯としていた。この抜髄という処置で、歯根の先に病変ができた。これが病巣感染を引き起こすと疑われたのだが、口内法エックス線写真の精度が上がって、感染源の有無の診査が可能になった。無菌的な根管治療をすれば、病巣感染を招くことがないと理解されるようになり、鋳造冠（クラウン）や固定式の義歯を使ったオーラルリハビリテーションが可能になったのである。

このオーラルリハビリテーションでは、抜歯して入れ歯という中心感染説時代の治療法ではなく、歯を保存してクラウンやブリッジを用いることになるのだが、このとき入れ歯の人工歯のかたちを論じていた「咬合」という学問に、大きな飛躍が求められることになった。機械的な整合性から、個体固有の顎運動に対する適応という一八〇度の転換である。

クラウンを橋脚にした金属のブリッジは、歯によって支えられる。歯は線維組織（歯周靱帯）によって骨の中で宙づりにされているのだが、その線維組織には鋭敏な感覚受容器が備わっている。ガラスのように硬い組織が鋭敏な感覚器に支えられているために、歯はからだの中でもずば抜けて感覚が鋭い。このため肉食獣はその牙で子どもを咥《くわ》え、オスメスが互いに愛を伝えることができるのである。

歯を抜いて入れ歯を入れるそれまでの歯科治療に比べると、固定式の補綴は、患者の満足度は高かったが、同時に取り外しのできる入れ歯とは比較にならない厳しい患者の評価に晒《さら》されることになったのである。

こうして義歯の咬合ではなく、ヒトの咬合という概念が、クローズアップされるように

(3) Mann, A.W., Pankey, L.D.: Oral rehabilitation : Part I. Use of the P-M instrument in treatment planning and in restoring the lower posterior teeth. J Prosthet Dent, 10(1): 135-150, 1960.
Pankey, L.D., Mann, A.W.: Oral rehabilitation: Part II. Reconstruction of the upper teeth using a functionally generated path technique. J Prosthet Dent, 10(1):151-162, 1960.

なるのである。これによって補綴処置の考え方が、歯のないところを人工的に補うだけのものではなく、歯列全体の治療に変わる。すなわちフルマウスの治療の始まりである。

スカイラー（C.H. Schuyler）がオーラルリハビリテーションの例に挙げたのは、酸蝕で歯がすっかり溶けてなくなってしまった人の歯の回復だった。強酸を扱うメッキ工場で働く人は、歯がすっかり溶けてしまうことがあった。一種の労働災害である。この場合に、歯を元どおりの形にするには、あごの位置を先に決めなければならない。

「全部床義歯の場合と同様に上下顎の位置関係の調整と新しい咬合様式の設定とが必要である」[2]

石原のこの総説は、咬合学を予言するとともに、歯を残す時代に興ったオーラルリハビリテーションというヒトの歯の咬合面の再構成について、初めて紹介した記事ともなった。言い換えると、このとき石原は、下顎運動の研究について、固定式補綴物の咬合という臨床目的を明確に意識したはずである。

パンキー（L.D. Pankey）とマン（A.W. Mann）[3、4]、そして、それと競うようにスチュアート（C.E. Stuart）がオーラルリハビリテーションについてまとまった報告[5]をするのは、ほぼこの二年後のことである。

（4）Mann, A.W.: Oral rehabilitation utilizing the Pankey-Mann instrument and a functional bite technique. Dent Clin North Am, 215-29, 1959.

（5）Stuart, C.E., Stallard, H.: Principles involved in restoring occlusion to natural teeth. J Prosthet Dent, 10(2): 304-313, 1960.

全部自分の歯だと自慢する人でも、ある程度年を重ねると、金属冠がかぶっている歯があったり、歯周病のために歯が傾いたり、あるいは根の治療をして修復された歯などであって、すべて健康できれいな歯の状態を保っている人は少ない。歯周病のケアが普及していなかったこの時代、何本もの歯を失ったまま放置して、あごの位置がずれてしまった人が多かった。むし歯や歯周病がない場合でも、歯ぎしりで全部の歯がひどく摩耗してしまって、あごの位置が不自然になっている人もいた。歯の根の治療が普及したために、たくさんの金属冠がかぶっている人も多かった。この場合には、全部の歯の根は健全で、歯のかみ合う面が失われている。このように抜歯されずに治療した歯が口の中にたくさん残るようになって初めて、歯のかみ合わせをあごの動きと調和するように回復することが課題になってきた。

歯がそれなりにそろっている人の補綴治療は、治療前のあごの位置を尊重して、それに合わせるのが常だったが、何らかの事情で正常なあごの位置関係がわからなくなっている場合、金属冠やブリッジなどでかみ合わせを回復する際に、まず上下のあごの位置関係を正常な状態にする必要がある。有歯顎者なのに、あごの正しい位置から見直しをする必要があるのだ。

オーダーメードのスーツであれば、からだに合わせて仮縫いをして仕立てるわけだが、ここで、お客の片方の肩が極端に下がっていたとしたら、その姿勢に合わせて仮縫いをするのではなく、まずお客の姿勢を矯正してからスーツを仕立てる。そういう考え方である。石原は、翌年「オーラルリハビリテーションとは」と題した短い記事で、訳語はまだ定められていないが、としながら、「有歯顎の全歯列を主として歯冠補綴物及び橋義歯によって再構成し、形態的機能的に正常な新しい咬合状態をつくりあげること」とこれを定義づけている。(6)

オーラルリハビリテーションあるいはほぼ同義で使われるオクルーザルリコンストラクション（咬合面の再構築）という言葉は、創刊間もない「米国補綴歯科学会誌」でたまに見かけるものだった。しかし、それは多様な技術を要し、根管治療や矯正治療については、わずかに理解する歯科医がいるだけの当時の日本では、到底実行可能なものには思われなかった。

このようなオーラルリハビリテーションという考え方は、一九三八年ごろに米国で提唱されたものらしいが、(6) トラブルを起こした歯が保存され、補綴技術も高度になり、とくに精密鋳造技術の完成度が高まったことによって初めて現実味を帯びてきていた。

(6) 石原寿郎：オーラルリハビリテーションとは．歯科時報（一頁講座）, 13(5): 38, 1959.

では、そのオーラルリハビリテーションの進め方は、どうするのか。

「リハビリテーションはクラウンブリッジの技術及び基礎理論を中軸とし、一方では矯正学に基づく咬合理論と、全部床義歯学に基づく顎位の決定法と咬合平面、咬合彎曲の決定法を参考とし、他方では歯槽膿漏治療法における負担軽減と咬合平衡の理論を加えて総合的に行われる最も複雑高度な補綴法」(6)

歯科に馴染みのない人には、専門用語の羅列のように見えるだろうが、正にそのとおりで、ここで紹介されたオーラルリハビリテーションは歯科の専門各科のデパート、専門各科総動員の治療法なのである。その処置は、ときに補綴前に矯正治療によって適切な歯軸を得ることや、ゴシックアーチ描記法による中心位の判定、いまで言うプロビジョナルデンチャーにあたる咬合是正用の仮義歯の製作、プロビジョナルレストレーションといわれる暫間被覆冠など、スカイラーによって提唱され、シュワイツァー（J.M. Schweitzer）(7)やチノッティ（W.R. Cinotti）(8)らによって臨床例が示されたものである。当時の日本では、どれひとつをとっても簡単にできることではなかった。

石原は、短い紹介文を「リハビリテーションは補綴領域において今後最も研究すべき発

(7) Schweitzer, J.M.: Oral rehabilitation problem cases. Treatmennt and evaluation. CV Mosby, 1964.
(8) Cinotti, W.R.: Periodontal prosthesis. CV Mosby, St. Louis, 1968.

展途上の新分野である」と結んでいるが、米国の出版物で臨床術式は紹介されるものの、患者ごとの咬合様式をどのように評価し、どの程度それを修正し、どうなれば適応するものか、なにひとつわかっていなかった。ここでも寿郎は、学問的な焦燥感を強くした。

寿郎は、休みの日には和に誘われるまま、気軽に買い物に付き合うことがあったが、和と歩いているとき、寿郎はいつも考え事をしているので、前を見ているようで見ていない。水たまりは避けないし、うっかりすると歩道の段差につまずき、電柱にぶつかりそうになる。自分ひとりで歩いているときは、そうではないのだろうが、和といっしょだと安心して考え事に熱中してしまう。

石原の言葉を使えば、「正しい補綴物をつくろうとすれば、診断の点でも、設計の点でも無限に疑（ママ）が出てきて、教えることもできない。[9]」何もわかっていない。わかっていないことを疑問に思わず、わかった振りをして教える。そのような技術の伝承が歯科治療の体系をつくっているのだ。

石原は、昭和三四年の暮れ、大阪に同行した雑誌の編集者から、ひとつの企画を持ちかけられた。「基礎と臨床」を対談形式でしていただけないかという提案である。石原は「形

(9) 石原寿郎, 河村洋二郎：基礎と臨床を結んで 咀嚼の生理. 歯界展望, 17(4): 427-436, 1961.

態学ばかりで機能が軽視されとる」という河村の歯切れのいいもの言いに、すこぶる好感をもった。河村は、この歯科の分野にめずらしく、科学的な問題をざっくりと自分の言葉で論じることのできる人だった。

昨年、阪大を訪れたとき、石原は壁にさりげなく掛けられている小磯良平の油絵に、目が吸い寄せられた。その手術着の医師を描いた絵に、すっかり見とれてしまった。大阪帝大教授で心臓外科医の小澤凱夫《よしお》博士を描いた一枚だった。小澤博士は、後で聞いたところによると河村の恩師で、小磯画伯の娘婿であった。石原は、毎月、画翠（現在のレモン画翠）で「みづゑ」を買って帰るのを愉しみにするほどの洋画好きで、それだけに洋画の好き嫌いははっきりしていた。ゴッホ、ルノアールは何が何でもいいが、ユトリロはダメだと言い切った。白い壁がいや、写真のようなパースがいや、絵に温度がないのがいや、人が人形だよ。好き嫌いを超えて、こういう絵を認めたくないというのだった。画家は目だよ。オペラを批評するときには、「僕は耳人間だからね」と言うくせに、絵を見るときは目だという。石原は、「言葉じゃない。感性だよ」とも言った。当然、小磯良平はいい。河村は、自身油絵をよくした。それも石原が好意をもった理由だったかもしれない。一度ざっくばらんに河村と話がしてみたかった。

「よっしゃ、羽田から発つ前の晩にしようや」

石原が自分から電話をすると、二つ返事で決まった。河村は、儀礼的なものの言い方をしない。話が早い。羽田から米国行きの飛行機に乗るために東京で前泊するので、そのときを利用しようやと、トントン拍子に話が決まった。河村は、米国ロックフェラー財団のフェローに選ばれ、カリフォルニア大学ロサンゼルス校（UCLA）医学部の客員教授となることが決まったばかりで、その渡米前日に会うことになった。

しかし、石原が楽しみにしたこの対談で、二人の話はひどくすれ違った。

「私はいつも人にいわれるんですが、お前は咀嚼の研究をしているけれども、一体かめる場合と、かめない場合とどれくらいの実際違いがあるのか、それがわからんことには、咀嚼をやってもしょうがないじゃないかと、それをいわれると、まったく私は一言もないわけなんです。…そのためにですね。何か歯科というものの根本的な意義に対する懐疑がついてまわるんです。(9)」

「人にいわれる」と言っているが、ここで石原を問い詰めているのは自分自身だろう。いうまでもなく咀嚼能率の研究は、咀嚼の低下がどのような健康上の支障をもたらすか、咀嚼の改善がどのような健康上の利益をもたらすか、その医学的な実証を目的にしているのだが、簡単にきれいな結果は出ない。歯科の人たちはそんなことにはお構いなしだ。表現はナイーブなほどに屈折している。科学者としての高い倫理観をもちながら、青年のように赤裸々に悩みを吐露している。

「歯学の重要性ということを、もっと歯科医も社会も認識しなくてはいけない。非常に功利的ないゝ方のように見えるけれども、決してそうじゃなくて、自分たちのやっていることの意義をはっきり自分で認識する…」(9)べきだ。歯科の重要性を社会にもっと理解してもらいたいというのは、多くの歯科医師が言うことだが、石原は、そうは言わない。学問としての歯学の重要性を歯科医も社会も認識しなくてはいけないと言っている。あまりにも歯科医が、自分たちの学問の重みを認識していないと言っているのだ。

石原が歯学の根拠を医学的な文脈に求めようとするのに対して、河村はそもそも歯学のことを念頭においていない。歯学がどうこうということは眼中にない。医学部の生理学から歯学部に横滑りしてきて口腔生理学という新しい講座を担当している少壮の教授だが、まったく背伸びするところがない。

「ものをかんで味わって食事をする、これは、われわれの生きていくうえにおいて、非常

に大切なことなんですね。食べるということがわれわれにとっては楽しくいいことになっているわけですね。」(9)

生理学が相手にするのは日々の楽しみだ。河村は、心底楽天的な表情でそう語った。しかし、こう言い切ることは簡単ではない。脳外科医をこころざしながら、口腔生理学という新しい学問分野を世界に先駆けて創始するまでには、人知れぬ苦悶があったことを、河村は後年語っている。(10) 医学を語ればこそ、医学部出の若い教授は評価を受ける。この時代に無学な者でも言えることを、平然と言うことは、勇気の要ることだった。現在でも、同じだろう。「医学」を求める石原に対して、河村は「食べる」という日常生活の言葉で応えているのだ。石原に向かって、日常生活の楽しみを陰気な医学の話にもっていくのはやめようじゃないか、実体のない抽象的な生命の話に還元してしまうのはもったいないじゃないか、と言っているのである。生命医学が絶対的な時代に、生命医学から距離をおいた自分の科学者としての立ち位置を語っているのである。

後年、咀嚼運動の神経生理機構の解明をはじめ味覚の神経生理など河村が切り拓いた学問分野は広いが、そこでもアミノ酸の味覚受容の解明によって「うまみ（UMAMI）」という五番目の味覚を確立するなど、表現力豊かな言語感覚をもって、普通の生活の身近な

(10) 河村洋二郎：ドクター招待席　春夏秋冬，一日一絵．天上天下，唯我独尊．お酒をちびちびやりながらキャンバスに向かう…．そんな時間がいちばん幸せなんです．Dental Magazine, 109: 3-5.（株）モリタ, 2003.

楽しみに終生重きをおいた。「UMAMI」は、今では英語の辞書にも載るほど、国際的な認知を受けている。

しかし、このときの石原に、それを受け容れる余裕はない。

「もちろん、その意義は十分あるわけですけれども、しかし何か私、歯科の学生だとか、それから教室の若い人たちと話していても感ずるのですが、それよりももう少し積極的な切実なものがほしいと思う。食べる楽しみということばかりでなくて、たとえば千葉大学で出された業績のように口の中の状態が悪くて咀嚼できない人に、食道癌が多いというような問題ね…ムシ歯でものがかめないような人の体重の増加が少ないとか…(9)」

ここで石原が医学におもねっているのは、「教室の若い人たち」に対する気持ちの深さ故だろう。博論が仕上がりもしないのに医者になりたいなどと言い出したのは出来の悪い大学院生Kだけだったが、他の優秀な教室員のだれも咀嚼能率の研究を進んで引き継ごうとするものはいなかった。生米をかみつぶして篩にかけるようなことは歯科医師のすべきことではないと言わんばかりの陰口を耳にしたこともある。

「歯科用ユニットは、いわば手術台ですよ。そこで生米を食わすんだからね。」

あからさまに医者になりたいと言い出したのはKだけだが、若い人の中にどこか医学と比べて歯学を軽んじる空気を、常日頃から感じていた。「もう少し積極的な切実なものがほしい」と自分で話しながら、切実なものがあるから医療として確立しているのだ、どこかおかしな理屈だということは感じていたが、そう感じながらも本気で「教室の若い人たち」の研究の動機づけとなる医学的な意義を探し求めていた。石原自身がそうであるように、歯科の臨床では、自分の手を動かしてかめなかった人に喜んでもらうというような心持ちを味わうことができるのだが、この喜びを教室員と共有することは難しかった。手仕事の医療の喜びは、各人の気持ちのもちようであって、教育できるものではなかった。医学的な文脈に翻訳できるような根拠を求めなければならないのだった。

一方は、歯科が癌にかかわることを期待して語り、他方はおいしいことが一番やと言う。誌上に文章化する際にほぼ標準語に変わっているが、元のやりとりには文章以上の落差があったに違いない。河村の軽さを楽しむところが、いかにも科学者らしい。河村には、元々、会話のテンポのよさを楽しむところがあるが、それに対して石原が熱を込めて、しかも訥々と語るので、余計に二人の話がかみ合わない。

おいしく食べることや、自然に微笑むことや、おしゃべりをすることを大事にしない歯学というものがあるとしても、そんなもん、ナンボノモンや。ここまで深刻な歯学者らしい歯学者の悩みに、さすがの河村も返答に窮してしまう。

「やはり、生理学の立場で、生理学をわしがやっているんだと、何も歯科学のために生理学をやってるんじゃないと、これはいろいろな人があっていゝわけなんですけれども…。[9]」

河村は、もうこう言う以外にない。

対談が進むにつれて、石原自身も自分が焦燥感に駆られて前のめりに話していることに居心地の悪さを感じていた。根拠もなく「歯科は命を救うことができる」と語ることが「命」を抽象的な空虚な概念に貶めてしてしまう。石原は、話している自分に嫌悪すら感じた。

人にとって食べることよりも切実なことなど、そうそうないのだが、ここで石原が「切実なものがほしい」と言うのは、もっと重大なこと、言い換えると医学的なエピソードが欲しいという意味に他ならなかった。

「養老院に行って、全然義歯を入れていない人たちの健康状態を調べると何ら正常と変わらないという結果が出る。…ことが複雑だから、そう簡単にはいかぬにしても、一歩でも直接的な関係というものが見出せていけると思うんですよ。そういう点が歯科ではやられていないのは遺憾ですね。[9]」

話しながら、自分の言葉が嫌だった。「直接的な関係」とは、歯科の治療と医学的な指標との直接的な因果関係のことである。たしかに歯科では、不思議なことに、だれもが全身状態との直接的な因果関係を強く求めながら、だれもそのような研究をしてこなかった。それどころか石原の咀嚼能率の研究の意味を理解する者も少なかった。咀嚼の研究がなければ、咀嚼の改善は評価できない、咀嚼の改善が評価できなければ、咀嚼の改善が患者の健康にどのような結果を招くのか、それを立証することもできない。

歯科の治療学は、治療技術学にとどまっている。半世紀の長い冬眠の前の十九世紀であれば、それでよかった。しかし二〇世紀半ばの学問が、それでいいはずはない。

「現代の補綴学はちょっとさしさわりのあるいい方かもしれませんが、非常に古い学問であっても、テクニックの面が非常に広い範囲を占めていて、治療方針、臨床術式に実証的根拠が少なく、経験的なものが多い。…科学的な考え方の上では、やはり証明されていない点が多いといえます。したがって正しい補綴物をつくろうとすれば、診断の点でも、設計の点でも無限に疑（ママ）が出てきて、わけがわからなくなってくるし、教えることもできない。それでも何とかやって行かなくてはならない。」(9)

この対談の翌月、日米安保条約が衆議院で強行採決され、安保改定は国論を二分する騒ぎになった。

朝食のテーブルで開いた新聞に、一人の大学教授が強行採決に抗議して大学を辞めたことが報じられていた。寿郎の脳裏には、大向こうから見る歌舞伎の舞台の光景がよぎった。見栄を切った絶妙の間で、成田屋と掛け声が入った。

「岸さんって、ちょっとひどいんじゃありません。」

和の声で、フト我に返ると、寿郎は深く考えずに思いついたそのままの言葉で返事をした。

「あれはね、團十郎なんだよ。」

歌舞伎の通である寿郎が團十郎と呼ぶのは七代目市川團十郎である。その後、どういう話だったか定かではないが、岸信介は戦犯も戦犯、東条内閣の商工大臣で、A級戦犯被疑者だったのが、追放解除からたちまち保守合同で幹事長になると、あれよあれよで総理大臣、そしてこの強行採決だ。

「悪役というのはね、もう完全に演技なんだ。團十郎を襲名した以上は、暴れる、怪我する、スキャンダルを起こす。團十郎も蟄居謹慎になるのさ。」

そう言いながら、連日の国会前の騒ぎを思った。学生たちはいい。そうは言えないが、正直、うらやましいと思った。

石原は、「何か歯科というものの根本的な意義に対する懐疑がついてまわる」と、語っていた。世の中の大きな変化を感じるたびに、この思いは強くなった。石原が、短い研究生活を自らの手で閉じるまで、残すところ、わずか九年余りである。

安保改定の自然成立後、きな臭さの残る岸内閣が総辞職してできた池田内閣が所得倍増をスローガンとし、「月給二倍論」を唱える。いかにもキャッチーな表現である。実際この後七年間で一人当たり実質国民所得は二倍増となるのであるが、このものがたりも、ここを区切りに現在と地続きになる。

石原は教室を任された早い時期から下顎運動の研究に着手している。(1) この時代には、九州歯科大学や日本大学歯学部で同様な下顎運動の観察研究が行われ、次第に競い合う関係になっていた。(2、3) 下顎運動の研究に本格的に取り組み始めたのは昭和三四年前後であるが、これまでの世界の下顎運動の研究について、次のように概説している。(4)

「一九三〇年以前には比較的簡単な実験成績から直ちに球面学説、軸学説というような下顎運動様式論を導き出し、これを咬合器や陶歯排列理論にまで発展させた研究が多い。」まず観念的に「論」をつくって、それを臨床に適用する。この時期に臨床応用が飛躍的に進んだ。総義歯学であれば、これでよかった。

「一九三〇年以降次第に精密な実験方法が用いられるようになり、主として咀嚼運動を中心とした研究が盛んに行われた。」実証研究の時代。この時代の研究は、ものを食べる

(1) 根本一男：下顎切歯点の運動限界の研究（講演抄録）．口腔科会雑誌, 9: 389, 1960.
(2) 佐々木義郎：頭部計測用写真装置を利用した下顎運動径路の解析法．九州歯学会雑誌, 13: 898-909, 1960.

ときに歯と歯はほとんど接しないことを見出して、従来の観念的な学説の「誤りを是正するには大いに役だったが、…臨床的にはほとんど影響するところはなかった。[4]」実証研究が臨床に役立たないために、補綴学が科学にならない。

このため、いまだに「一九三〇年以前の方法を踏襲するという状態が永くつづいてきている。この問題が今後の補綴学にとって重要であると否とに拘わらず混乱からの脱却」のために必要なのだ。だから下顎運動の研究が世界各地で盛んに行われている。[4]

この文章は昭和三六年に書かれたものだが、ここでひとつの新しい学問的ムーブメントについて紹介している。（以下のナソロジーに関する紹介は、元々ナソロジーという学問が言葉の学問でないため、言葉で書くと難しくなるので、理解しにくいところは無理におつきあいいただかずに読み飛ばしていただきたい。）

「咬合採得のための中心位の問題を下顎運動と結びつけようとする立場から、いわゆるhinge axis の研究が米国で始められ臨床と関連を保ちながら次第に盛んになってきている」[4]

下顎の位置関係を咬合器に移すために、蝶番運動をする下顎の開閉軸の研究が盛んになってきている、という意味だ。必ずしも下顎運動と結びつけようとしたものではなかっ

(3) 加藤吉昭：ストロボ撮影法による下顎運動殊に補綴学的見地から見た運動に関する研究. 日本医学雑誌, 19: 1-37, 1960.

(4) 石原寿郎：下顎運動に関する研究の経過と現状（最近の歯学）. 口病誌, 28: 269, 1961.

たが、石原はこの学問的ブームについて、自身の下顎運動の解明を優先するという視点から評価した。しかし、発表されるどの論文を読んでも、研究目的が不明確で研究方法もはっきりしないまま、臨床観察から新しいアイデアが次々に紹介されるばかりで、学問的な価値があるような論文がない。

石原は次のように断じている。

「研究の目的と方法が曖昧なために徒に業績のみ多く見解は区々として尽きるところを知らない」[4]

昭和三五年、国会前の騒ぎが嘘のように忘れられた夏、市ヶ谷の日本歯科医師会館で歯科医師会主催の第一回日米臨床歯科医学会が開かれた。ここでUCLAのパボーネ教授（Ben Pavone）が、蝶番運動軸（hinge axis）を使った補綴治療についてスライドを使って紹介した[5]。このときの通訳は、開業医の峯田拓弥（スタディーグループCDCの創設者）である[6]。日本歯科医師会の国際部長だった聖路加病院の長谷川慶蔵は、昭和三三年の最初の日米臨床歯科医学会から峯田に通訳を頼んだ。当時はプロの通訳というものはなく、峯田や加藤元彦など英語のできる若い歯科医師が通訳に駆り出された。研修会を企画する者は、専門家だからそこそこの英語力があれば通訳が務まると無責任なことを考えるのだが、まず英語の専門用

(5) 舘野常司：ナソロジー入門　ナソロジーあれこれ　その1．顎咬合誌, 11(4): 17-25, 1990.

(6) 峯田拓弥：C.D.C.25周年を記念して，Congenial Dentists Club 1960-1985．Congenial Dentists Club, 1987.

語に対応する日本語の単語がない。臨床についての共通の理解がない。仕方なく、聞き取りにくい英語を聞き取りやすいカタカナ英語にする。スライド写真の映写があれば、その写真について説明するので、写っているモノの説明をカタカナにすればよい。オックルージョン、ヒンジムーブメント、セントリック、パントグラフ、サジタルプレーン、フェイスボウトランスファー、スチュアートインスツルメント、リマウント…。通訳氏が話の内容を理解しているところは、ときどき意訳になる。意訳と言えば聞こえはいいが、通訳者の理解の枠を越えて英語で話されたような意味の日本語が出てくるわけではない。そもそも聴衆は、見たこともない複雑な器具について、聞いたことのないカタカナ英語の説明を上の空で聞いていたので、その理解のほどは推して知るべしであるが、だれもが驚かされたのはゴールドの精密な鋳造冠だった。パボーネ教授はアメリカという社会の豊かさと熱気を運んできた。アメリカの歯科が自分たちの想像も及ばないほどに豊かで高度に進んでいることだけは聴衆たちの印象に強く残った。

石原教室でも、このパボーネの講演を二人の教室員が聴講していて、翌朝の研究室は、この話でもちきりだった。二人の名前を仮に山田と山下としておくが、山田の話は、ゴールドのワンピースキャストがすごいとか、パントグラフの操作は複雑でスライドで見せられて分かるもんじゃないとか、話は面白いが断片的で要領を得ない。山下のほうは批評的で、会場内に講演内容を理解できたものはおそらくいなかったに違いない、アーティキュレーターのことをインスツルメントというので通訳の先生が混乱していた、そもそも通訳のM先生は十分に理解していないで適当に誤魔化していたなどと評するのだった。

「じゃあ、質問をしてやればよかったじゃないか」

先輩の一人がそう混ぜっ返した。

「いやあ、連中に恥をかかしちゃいかんでしょう」

お茶の水の補綴学の教室員である山下にとっては、日本歯科医師会主催の日米臨床歯科医学会はアウェーである。そこで講師を困らせるような質問をするのは喧嘩を売るようなもので、パボーネ教授の講演を十分に理解できたわけでもない山田や山下には、とても英語で質問する勇気などなかった。もっともパボーネも、自身の研究を紹介したわけではなく、聴衆を意識して大学のクリニックで見ることができる最新の補綴治療を紹介したので、質問されて答えられたかどうかは心許ない。これも山下の評である。

歯科臨床は言葉の学問ではない。言葉の論理を重んじない。用語は耳学問だから、伝言ゲームのようにして共通理解をかたちづくる。まして開業医の学問的流行となると、新しい器具を考案し、新しい器具の使い方を紹介し、それを研究と呼ぶのだが、新しい器具を考案しているうちに器具の考案が目的になり、そもそも本来の目的は何で、その目的が新しい方法で達成できるのか、結果が従来の方法とどう違うのか、そういう一切のことがあやふやになる。それでも聴衆は、新しい器具に目を奪われる。

山田がパボーネの講演を聴きに行くと話したときのことである。先輩から「パンキーとスチュアートの論文に、目を通しておけよ」と忠告された。折角参加しても理解できないのでは、いくら専攻生でも教室の名折れである。高い費用を払っておかしな通訳で講演を聞くくらいなら、自分で辞書をひいて論文を読んだほうがよっぽどいい。「講演会に行くくらいなら、ちゃんと文献を読め。」先輩たちがこう言うのは、石原教授の口癖をまねたものだった。石原は、この点においては第一次戦後派に通じるものをもっていた。

原田は言う。「何か、ある物を真に会得しようとするならば、読みにくい横文字を辞書を引きながら読むくらいの熱意がなければ、真髄をつかめるものではない。」(7)

(7) 原田良種：インレーの関節法．歯界展望, 21(6): 934-938, 1963.

この年の初め、マンとパンキー（A.W. Mann & L.D. Pankey）という二人のフロリダの開業医が紹介した「P－Mインスツルメント」とそれを使った下顎の再建、さらに筆頭著者を入れ換えてパンキーとマンが紹介した上顎の歯の再建は、下顎の適切な動きを歯のかたちがガイドするという理論で、ちょっとした驚きをもって話題になった。(8、9) まさに下顎運動をもとに回復すべき歯のかたちを論じたものだった。次の号には、スチュアートとスタラード（C.E. Stuart & H. Stallard）という二人のカリフォルニアの開業医が歯の咬合接触に関する基本的なセオリーを発表していた。(10)

論文を見て驚いたのは、著者がみな開業医でフロリダの聞いたこともない町の二人、カリフォルニアのこれもよく知らない町に住む二人、山田は映画に出てくるロスアンゼルスやマイアミを想像して、夢心地で貪るように読んだ。両者とも取り外しの義歯ではなくナチュラルティース（天然歯）のオクルージョン（occlusion）について、基本的なセオリーを紹介していた。このときは occlusion に「咬合」という訳語はまだない。

予習をしたために山田は、パボーネの言っていることがある程度分かった。

「要するにセントリックリレーションの優位性です。模型をいい加減にマウントしたので

---

(8) Mann, A.W., Pankey, L.D.: Oral rehabilitation : Part I. Use of the P-M instrument in treatment planning and in restoring the lower posterior teeth. J Prosthet Dent, 10(1): 135-150, 1960.

(9) Pankey, L.D., Mann, A.W.: Oral rehabilitation: Part II. Reconstruction of the upper teeth using a functionally generated path technique. J Prosthet Dent, 10(1):151-162, 1960.

は、咬合器上でフルバランスをつくっても、口の中にセットすると同じようにはならない。セントリックとヒンジを口の中と咬合器で一致させれば、ミューチュアリープロテクティブがつくれる」

「ミューチュアリープロテクティブって？」

同僚の山下はスチュアートの新しい論文をまだ読んでいなかった。

「ミューチュアリー（mutually）は相互、プロテクティブ（protective）は保護、つまり咬頭嵌合位で臼歯がかんで前歯を保護する。側方運動では前歯がガイドして臼歯に側方力をかけない。」

山田は得意になって解説した。

「山田先生、ちゃんと読みましたか、ウィ・ビリーブ（We believe—我々は信じる）って書いてるでしょ。スチュアートは、5年前はバランスドオクルージョンを与えるって書いてたんですよ」

先輩が、やや皮肉を交えて解説した。

「スチュアートは、フルアジャスタブルの咬合器で、散々失敗して天然歯のフルバランスを諦めたわけだよ。」

(10) Stuart, C.E., Stallard, H.: Principles involved in restoring occlusion to natural teeth. J Prosthet Dent, 10(2): 304-313, 1960.

別の先輩が、口を挟んだ。

「スカイラーは大分昔から、平衡側のコンタクトはないほうがいいって書いていますよ。」

この先輩は、カリフォルニアグループとフロリダグループは、アメリカの有閑階級つまり金ぴかの富豪の特殊なニーズを反映したものだが、ニューヨークのスカイラーは、「さすがにソフィスティケートされている」という。

このまま議論は白熱しそうだったが、これで終わった。研究者というものは各々が競争相手だからだろうか、石原のいないところでは、互いに知識を競うところがあって、この教室で、このように議論が熱を帯びることは稀だった。雑談のはずが、お互いに脇の甘さをみせず、発言はどこか棘《とげ》を含んで収束し、たとえ山田がピエロを演じてみても、それが空回りになってしまうのだった。


研究室には、議論の余韻とタバコの煙がしばらくの間、充満していたが、この日、教授が研究室に降りてくることはなかった。

翌日のことである。石原は、目が疲れると眼鏡を外すのだが、外した眼鏡のツルをもってクルクルと弄《もてあそ》ぶことがあった。緩く回すとツルの蝶番が閉じて上手く回らないが、そこをできるだけ緩く回す。ものを見ずに頭の中で考えを巡らすのに、その眼鏡の回転が生むリズムがいいのだろう。

いつの間に降りてきたのか、教授は入口近くの末次恒夫（一九七一〜九七年九州大学教授）の机の上に積まれた米国の雑誌に手を置くと、教室の中を見渡し、なおしばらく眼鏡を弄んでいた。教室員は、だれからともなく石原に注目した。

「最近のジェーピーディーは、どう思う？」

ジェーピーディー（Journal of Prosthetic Dentistry）というのは、米国補綴歯科学会の雑誌であるが、号を重ねるごとに論文数が増え、なかでも下顎運動の研究が増えていることをどう思うかと訊いているのであるが、大半の者は、その質問の意図をつかみかねた。昨日議論になった、マンとパンキー、そしてスチュアートとスタラードの論文が掲載されていたのも、その年のジェーピーディーだった。

だれもが目は通していたが、自分の研究に関係するところだけを丁寧に読んでいるだけで、雑誌全体についてどうこう言うだけの見識をもつものはいなかった。

「無闇に下顎運動の研究が多いと思いませんか？」

石原が丁寧な言葉を使うときは、答えを求めている。ジェーピーディーは、この年になって一段とページ数が増え、論文の数が増えた。しかし、なぜ、無闇だというのだろう。いま下顎運動の分野は、米国でも大いに関心を集めている。この教室でも、暗室内で連続的に発光する装置を使って下顎の動きをガラス乾板上に記録する手法で研究が本格化していた。昭和三四年に佐久間孔毅《こうき》（一九六四〜六五年神奈川歯科大学教授）がこの装置で有歯顎の研究を発表し[11]、この年には末次が同じ装置を使って無歯顎の研究を始めたところだった[12]。

「つまらないものもありますが、かなり進んできたように思います。とくに臨床の進歩は目を見張るものがあります。下顎運動の研究ではありませんが…」

重苦しい雰囲気を破って口を開いたのは、若い山田だった。しかし増えているのは、下顎運動の研究ではないと言いたかった。

「山田先生が、面白いと思ったのはだれのものですか？」

すぐ目の前にいる山田に話すには、不自然に大きな石原の声だった。

考えてみると、昨日話題にしていたのも、下顎運動の研究ではなかった。下顎運動についてはいくつかの図版の記憶が目に浮かぶだけで、その著者名が浮かばない。

「シーオーへのパスオブクロージャーが、ヒンジムーブメントするかどうかって、この前、

(11) 佐久間孔毅：マルチフラッシュ装置による有歯顎の前後および開閉運動の研究．口病誌，26: 547, 1959.

(12) 末次恒夫：マルチフラッシュ装置による無歯顎の前後，開閉運動並びに下顎位の研究．補綴誌，5(2): 131-169, 1961.

言ってたね」(注)

助け船を出したのはひとつ隣りの机に座っていた年上の教室員だった。

「なるほど、下顎安静位のヒンジムーブメントですか。おもしろいですね。」

教授は、ふわりと問いを投げかけ、話しながらいっしょになって真剣に考えるのだった。

昨日、厳しく口を挟んだ先輩が、山田のほうを見て、思わせぶりに微笑んだ。基礎研究としての下顎運動の研究は、けっして多くはない。それに比較してオクルージョンについての諸説がにぎやかだ。スカイラーは品格のある文章と緻密な挿図で、毎号のように下顎の動きと歯の接触関係について研究成果を報告していた。フロリダのマンとカリフォルニアのスチュアートがオーラルリハビリテーションについて自説を展開していた。あたかも下顎運動研究を前提にしているように書かれているが、根拠があってのことかどうか疑わしかった。おそらく石原は、そういうことを教室員たちに気づかせたかったのだろう。

「カリホルニヤの下顎運動研究会の人々…かれらは複雑な下顎運動の様式解明は二義的な問題とし、理論はともあれ現実の運動を機械的に咬合器上に再現することに重点をおいて

注：あごを閉じて歯が嵌合する直前では、あごの関節の動きは回転運動をするのだろうか、という意味。

いる。例えばマッカラムの考案したグナソスコープは…甚だ複雑を極めた構造のものである。（原文ママ）」[13]

この下顎運動研究会の人たちの書いていることは、下顎運動の解明を根拠にしているようで、実際のところは下顎の動きを咬合器上に再現することだけに関心があるようだった。石原自身、蝶番運動軸理論には取り立てて新しいところはない、と考えていた。この分野でもっとも権威あるティルマン（S.D. Tylman）の教科書の第四版[14]がこの年に出たのだが、そこに蝶番運動軸理論による咬合器装着の術式が詳しく掲載されたのである。ジェーピーディーでの論文数も一年間で三〇題以上になろうという勢いだった。

もちろんこれは米国の事情で、わが国では、石原の尽力によって昭和三二年春にようやく補綴歯科学会会誌の復刊にこぎ着けたものの、何年経っても下顎運動の研究はおろか米国の研究の紹介記事さえなかった。石原教授は末次にナソロジーについての文献を集めるように指示し、翌年（昭和三六年）、その資料を元に総説[15]をまとめたが、これがわが国で初めてナソロジーと呼ばれるグループの蝶番運動軸理論を詳しく紹介した記事となった。

（13）石原寿郎：咬合器の運動機構の多様性について．歯科時報, 14(7): 4-7, 1960.
（14）Tylman, S.D., Tylman, S.G.: Theory and practice of crown and bridge prosthodontics (4th ed.), CV Mosby, St. Louis, 1960.

「米国で補綴学の専門誌が発刊されるようになってから十一年余りになるが、その間同誌に掲載された総論文数は約千題、そのうちグナソロジーと関係した研究は二三五題に及んでいる。…頁数からみれば三分の一を越える状態で、…しかも掲載論文の数は年々増加する傾向がみられ、…下顎運動の研究を主軸とするグナソロジーが補綴学で益々重要視されてきたことがわかる。(原文ママ)[15]」

文献を元に丁寧な紹介を書いたが、出版された文献だけを情報源にしたため、〝Gnathology〟を「グナソロジー」と表記してしまっている。頭の子音に適当に母音を付けてカタカナにしてしまった。

「我々は米国流な蝶番運動軸の考え方についていささか懐疑的な気持ちを持っているし、これに対して若干の研究も行ったが、…ここで一度蝶番運動軸の問題を整理しまとめてみたい[15]」

石原の米国流蝶番運動軸批判については、時を改めてふれることとし、先程の河村―石原対談に戻る。

「そういうわけで、臨床でありながら、一応、基礎に属すると思われるような咀嚼だとか、

(15) 石原寿郎，末次恒夫：Hinge axis　下顎の蝶番運動軸について　その一．歯科時報，16(12): 3-5, 1961.

下顎運動の研究なんかを、臨床の立場でやっておるわけなんです。」[16]

　職人技をただ職人技とせず、だれでもができるようにするのが学問だ。それが果たして患者の健康に役立っているのか、どのくらい役立っているのか、客観的に評価しなければ、学問とは言えない。

　河村には、この苦悩は想像できなかったのだろう。石原自身が人一倍大事にしていることを、まるで子どもに諭して聞かせるように石原に向かって教えた。

「歯科学が形態学を基礎として発達してきたために、案外、機能的な面が研究されていないということです。…患者に接することが、臨床家の研究です。」[16]

「おっしゃる通り臨床をやること自体が研究だということは、私たちの理想です。しかし現状では、それ以前に解決しなくてはならぬ問題が余りにも多い。」[16]

　河村は、石原の苦悩には共感しない。そして石原が進めている下顎運動の研究にも注文をつける。

「顎の運動ばかりを考えているわけですね。しかもそれは、下顎の動きということだけですね。ところが…考えてみますと、とにかく、生きている人間なんですから、口の感覚というものが非常に大事な問題になる。…今までそういうことがどれだけ考えられていたか

(16) 石原寿郎，河村洋二郎：基礎と臨床を結んで 咀嚼の生理．歯界展望, 17(4): 427-436, 1961.
(17) 河村洋二郎：ドクター招待席　春夏秋冬，一日一絵．天上天下，唯我独尊．お酒をちびちびやりながらキャンバスに向かう….そんな時間がいちばん幸せなんです．Dental Magazine, 109: 3-5.（株）モリタ, 2003.

ということですね。また運動自体にしましても、ただ軌跡的な顎の動きのあとを追っているだけでは、咀嚼運動というものは理解できない。」(16)

河村は、歯学部に呼ばれて口腔生理学の研究を徒手空拳《としゅくうけん》で始めたが、そのとき歯の健康ではなく、口腔全体の健康をテーマにすることを決めた。当時は、咀嚼、嚥下、咬合、舌機能、味覚、どれをとっても生理学的な研究は皆無だった。歯科では、「口腔全体」という発想は受け容れられなかった。「口の感覚というものが非常に大事」という主張は、河村がこの対談翌日に渡米してＮＩＨ（米国国立衛生研究所）の助成で進めた研究が世界的に認められて初めて欧米の医学界で認知を受けるようになったものである。切々と語る石原に対して、飄々《ひょうひょう》と答えているが、河村とてこの当時、孤軍奮闘だった。その主張をだれにも認められてはいなかった。実は数少ない理解者の一人が、教授室の壁の肖像画に描かれた心臓外科の小澤凱夫だった。(17)

だからやさしいもの言いながら、河村は「ただ軌跡的な顎の動きのあとを追っているだけでは、咀嚼運動というものは理解できない」(16)と容赦ないのである。石原が、なんとか臨床の基準を得るために試みている下顎運動の研究を、生きている人間の研究ではないと批判する。批判する河村こそが、この当時孤立無援なのだ。

補綴学における下顎運動の研究は、補綴物を机の上でつくるための咬合器という道具で、下顎の動きを再現するための基礎研究である。そして下顎の動きに調和した人工の歯をつくることが目的となる実用の研究である。下顎運動の研究と咬合の研究には、いわば基礎研究と実用のための研究の違いがある。実用の研究では、人間を詳しく知ることよりも、さしあたって補綴操作に必要な情報を得なければならない。

「先生にいわれてみるといろいろ感じますよ。…われわれの研究方向は、どうしても単純な運動論としての研究を、…さしあたってやるよりほか仕方がない。…われわれ金冠を作っているわけですから、これをどのように作るのかということと、わけて考えることはできないんです。先生たちの立場が巨視的といいますかね、より広い場から、顎運動なり咀嚼というものを見ているのに対して、われわれは歯そのものからスタートして、運動を見るから、立場が微視的になるわけですね。…そうやっているうちに実際上それに具体的な意味があるかないかということに非常な疑問がおきて来ます。[16]」

補綴学の研究は、補綴物をつくるための研究になってしまう。そもそも、その補綴治療に意味があるのか、どの程度の有用性があるのかということを、だれも問わない。右の頭で補綴学を科学にしたいと切望しながら、左の頭では補綴処置の意味を問わずに精度を追求する。この悩ましい思いを理解してくれる人は、どこにもいなかった。

「患者という対象をもって、はっきり社会的に義務をもった立場ですからね。しかも、一方では明らかに正しいとわかっていることでも、実際に行うのに非常な苦労がいることが沢山あって、たとえば完全な支台形成とか、陶材の実用とか、昔でもちゃんとした人はやっていたことが、…われわれにはなかなかできないので恥ずかしく思うことが沢山あります。この二つの問題の間に立って私なりになんとか道を開いて行かねばならんわけです。」[16]

長尾が、ペンシルバニア大学地下の技工室でかみしめた思いと酷似している。補綴学の場合には、思いどおりの結果を出すには、理屈はともかく手を動かさなければどうにもならないのだ。

石原は、明確な意図をもって教室員に研究課題を振り分けた。

「石原先生は歯冠補綴物を外側と内側に分けて考え…」[18] 教室員に与える課題をそれに応じて決めた。外側すなわち歯冠外形の咬合面は下顎運動、軸面は歯周病とのかかわり、内側は支台形態、形成・印象から装着に至る補綴技術学である。補綴の場合、手が動くか動かないか、これはある程度は天賦の才に左右される。それで自ずから内側担当は決まる。吉

(18) 井上昌幸：先生の思いで——補綴学世代論を中心にして．補綴誌, 13: 145-146, 1969.

田恵夫（一九六七〜八九年東北大学歯学部教授）は年長者でもあり、補綴技術のレパートリーも広く、教室員だれもが一目を置いていた。若い内山洋一（一九七一〜九一年北海道大学歯学部教授）については教室の中では評価は分かれるようだが、その手先の技術に対する石原の評価ははっきりしていた。

「お前、悪くなったら内山に診てもらえ。」

一度ならず妻の和は、そう言われた。石原自身は、手仕事が好きで、手作業を厭わなかったが、自分で手先が器用だとは思っていなかった。細かい作業を何度か試みて、うまくいかないと、自分でも気づかないうちにいらいらしてしまうのだった。いらいらが昂《こう》じてインスツルメントを床に投げつけてしまうこともあった。

鋳造冠を中心に補綴の臨床術式を研究するグループとは別に、比較的若い教室員には、やや基礎的な研究課題を与えた。おおまかに外側は、基礎研究にあたるので博士課程を修了した助手が担当することになる。ここで言う「基礎的な研究」とは、下顎運動の研究であるが、これを任される三人が後々、下顎運動の理論家と目されることになる。大学院を出てほどなく平沼謙二を補佐するかたちで新設の愛知学院大学に出ることになる長谷川成男《しげお》、その長谷川と同期の末次恒夫、ひとつ下の藍稔《あいみのる》が下顎運動研究の理論家としての役割を担うことになる。

石原の教室の業績は、昭和三三年に自著と指導論文合わせて十一編だったのが、教室員の充実に伴って、翌年には二〇編に倍増し、その翌年には二六編に増える。

後年、石原の没後、石原教室の後継者らは次々に新しくできた大学のクラウンブリッジ講座の然るべき地位についた。その多くがかみ合わせ、すなわち咬合を専門にした。石原の没後、歯科開業医の間では米国直輸入の咬合学というものが空前のブームとなって学問的には混乱を極めるのであるが、石原の教室員たちから見れば、石原没後に起こった論争は、すでに昭和四〇年代の前半に答えがすべて出ていた。このため、この混乱の対極に石原の研究を位置づける意図もあって、教室員は石原没後に「石原咬合論」[19、20]という呼称を使った。もし石原本人が、そこにいたなら、そういう派閥的な名前をつけるものじゃありません、と厳しく叱ったであろうが、すでにどこにも叱りつけるものはいなかった。

しかし、下顎運動については「今後の補綴学にとって重要であると否とに拘わらず混乱からの脱却は必要なので」下顎運動の研究に取り組まざるを得ない。石原は「混乱からの脱却」のために下顎運動の研究をしなければならないと考えていたのである。

石原は、つねに研究の目標を明確にして、その目標に到達したらオワリ。その成果にこ

(19) 石原寿郎、河村洋二郎：臨床家のためのオクルージョン，石原・咬合論．医歯薬出版，東京，1972.

(20) 河野正司，大石忠雄：咬合を再構成する下顎位（II）顆頭安定位と石原咬合論．補綴臨床，45(5): 484-503, 2012.

だわってずるずると引きずるようなことをせずに、けじめをつけて次の目標を掲げるという潔さがあった。下顎運動の研究でも、同じはずだった。石原が求めていたのは、補綴学の科学的根拠である。補綴学の科学的根拠は、咀嚼能力の評価の延長線上に構想されるべきものだ。

没後、石原は「咬合学」の権威としてアカデミアに名を残すこととなった。石原寿郎の七回忌法要の際に撮影された教室関係者の集合写真があるが、そこに写っている人物の中から実に二一人の大学教授が誕生している。(21) 多くの後継者が然るべき地位についたために、「恩師」石原の名はいやが上にも持ち上げられる。なにしろ、わが国では高度経済成長期に入った一九六〇年代に七校、一九七〇年代になると十二校の歯科大学・歯学部が発足し、一九八〇年にも二校の国立大学歯学部が設立されたのである。単純に言えば、経済が成長し、豊かになってむし歯の患者が増えたのに対して、わが国はむし歯の発症を防ごうとするよりも、むし歯を削って詰める歯科医師の大増産をもって対応したのである。当然のことながら大学の教授のポストも増産された。石原は指導者として抜群の才能をもっていたが、同時に歯学部大増設時代が石原の教室員を教授にしたのである。

この時点では、「石原咬合論」はまだその序奏に過ぎない。

(21) 一枚の写真から　補綴の神様，故石原寿郎門下のあの時代．Quint, No.2 / Summer, 1994.

昭和三六年は、社会保障の歴史では、国民皆保険が達成された年だが、医師・歯科医師にとっては、低医療費に抵抗して労働組合ばりの実力行使をみせた年だった。年初の全国一斉休診、五月には日比谷公園野外音楽堂に一万人を超える医師・歯科医師を集めて全国集会を開いた。

いつもは労働組合の集会が開かれる野音《やおん》に、医師、歯科医師が集まった。集会参加者は、医師会五、〇〇〇人、歯科医師会三、〇〇〇人という組織の割り当てを大きく上回った。喧嘩太郎の異名をとった武見太郎の有名な演説があったのは、この集会である。

「だが、われわれは党三役を信じておる。ところがその間に、党三役との公約を、厚生省は空き巣のごとく、官僚独善の策を弄することによって、ふみにじったことは、奇ッククワイ至極であります。われわれの党三役、すなわち自民党、すなわち政府への信頼が断ち切られた場合には、1ヵ月の猶予期間をおかずに、即時に保険医総辞退を全国一斉に断行する。これは法的にわれわれはすでに検討ずみであります。」(22)

自民党からは、三役のうち総務会長の保利茂《ほりしげる》、政調会長の福田赳夫《ふくだたけお》が壇上にいた。武見は、その風貌、巨軀どれをとっても達磨《だるま》のようだが、その目の玉をぎょろりと剝いて相

(22) 佐久間英：特派記者大会を行く．日本歯科評論, 224, 1961.

手をにらみつける。

「アイヒマンは3万人を殺したというが、古井厚相はわが同胞を何百万人殺すかわからない。われわれは官僚の権力に屈せず、国民の生命を守るために…」(22)

よく聴けば、内容というほどの内容はない、言っていることも政権与党を信用しているという与党頼みの論理なのだが、その音量と尋常ならざる言葉の激しさのためだろう。会場は大歓声に包まれた。

日本医師会と歯科医師会は当初予算で一〇%引き上げだった総医療費を上乗せして一二・五%の回答を得ていたが、これを不服として、七月八日の健康保険法改正案告示の取り消しを求め、保険医総辞退をスケジュールにのせた。もっとも新聞各紙をはじめ、世間の反応は冷ややかで、威勢のいい掛け声の陰で政権与党と条件交渉する姿が報じられ、本気で保険医総辞退に突き進むと信じる者は少なかった。

九　下顎運動

お茶の水では、フルブライト交換教授としてランダ教授が来日して以来、毎年のように教員を米国に留学させた。フルブライトには国立大学教員枠というものがあった。しかし、ランダ教授が総義歯を専門としていたにもかかわらず、あるいはそのためか、補綴分野から留学したものはいなかった。無論、昭和三五年（一九六〇）までは外貨持ち出しが厳しく制限されていたため、自費での留学の例はほとんどない。経済的に恵まれた条件にあって旅費が工面できても、滞在先に援助者がいなければ、すぐに生活費が枯渇してしまうからだ。

ランダ教授が昭和三一年に帰国してしまってから、石原の知るところにナマの情報源はなかった。ただ厳密に言えば留学ではないが、実は単身米国に渡って勉強し、帰国した者がいた。教室の内山、長谷川、末次と同学年の森克栄という男である。先に総山について、原田が「歯医者じゃない」と言い捨てたという証言者として名前をあげた。森は、昭和三五年八月、二年間の米国遊学を終えてパナマ経由の貨物船で帰国したが、すでに大学は除籍扱いとなっていたため、翌年三月まで立川の米軍基地の歯科で働き、改めて同級生の長谷川に身元保証人になってもらって、口腔病理学の教室（石川梧郎教授 一九五四〜八三年 口腔病理学講座教授）に専攻生として戻ったばかりだった。

フルブライト留学から世界の各地を歩いた経験を書いてベストセラーとなった『なんでも見てやろう』の著者小田実が渡米したのも同じ年であるが、この年になると語学力さえあれば民間の歯科医師にもチャンスが与えられた。(1) 日本大学歯学部を卒業した加藤元彦はその例である。加藤は、学生時代から東京クリスチャン歯科医院のハウスボーイとして働いていたので、会話にはほとんど困らなかった。米国との交流に熱心だった日大歯学部長の川合渉、鈴木勝（後の日大総長）にその英語力をみこまれ、医師の枠でフルブライトを受けて留学している。加藤と森は、翌年に偶然アルバートアインシュタイン・メディカルセンターで席を並べた。

森克栄は、ランダ教授の身の回りの世話をした縁で、ニューヨークのグッゲンハイム・

---

(1) 市井吉興：金門クラブへの「まなざし」，―「金門クラブ＝親米的なパワーエリート」の「綻び」を求めて．言語文化研究，15(2):173-180.

デンタルクリニックという大きな診療所で働きながら学ぶスタイペン(注)の口を紹介され、フルブライトによる渡米を試みた。しかし、フルブライトには落ちた。試験に滑って失意の底にあった昭和三三年春、たまたまアメリカンクラブの婦人団体から貨物船の切符をもらう僥倖《ぎょうこう》に巡り合い、闇で手に入れた一ドル紙幣三〇枚を胴巻きに入れて、シアトル行きの貨物船に乗ることができた。

シアトルに着いた森克栄は、日系の歯科医師などを頼ってシアトル、カンザスを旅し、なんとかニューヨークのグッゲンハイムにたどりついた。グッゲンハイム・デンタルクリニックは貧しい家庭の子どもの治療をする無料診療所で、子どもは歯科大学の臨床実習や臨床実験に使われるのだが、現在の常識からみると、昔の慈善病院にありがちないかがわしい側面もあった。しかし贅沢は言えなかった。スタイペンというのは奨学生だが、実態は二週九〇ドルで昼間働きながら週四日は夜に講義を受けるというものだった。森のニューヨークの生活は、まさに苦学を絵に描いたようなものだったが、翌年夏、幸運にもフィラデルフィアのアルバート・アインシュタイン・メディカルセンターでインターンと

注：stipendは「給費」を意味するが、見習い給費生をこう呼んでいた。

して働きながら学ぶ機会を得た。寮費不要、食費不要、小遣い少々という条件ながら、グッゲンハイムとは打って変わって高い水準の歯科治療を経験することができた。森は、ここで中心感染説の時代を生き延びたエンドドンティスト（歯内療法家）として先に名前をあげたベンダーに出会う幸運に巡り会い、師事した。

後に、わが国にエンドドンティックス（歯内療法）を広めた森は、エックス線の主線がずれている写真や現像の悪い写真を見せて話をする講師を見つけると、場所と相手を問わずに叱責し、その読影についてほとんど偏執的ともいえる厳しさをみせた。術前と術後のエックス線を二台のスライドプロジェクターで映写していると、たとえ講演中でも、「上がずれてるんじゃありません？」（二台の画像の高さをピッタリ揃えろ）、「明るさが違うんじゃありませんか？」（映写機のランプの明るさを揃えろ）と遠慮なく声を上げるのだった。

同僚の発表でも容赦はない。

やや後のことだが、学内学会の発表の場で、最新のポーセレンクラウンの処置を見せた者がいた。下顎前歯の細い小さな歯の修復は難しい。そもそもむし歯になりにくいところで、修復の必要度はあまりないが、修復するとなると歯の形成も難しく抜髄（便宜的な歯髄の除去）も避けられない。そのきれいな処置例の写真を映写した講師は、聴衆の反応に満足気だった。そのとき、聴衆の中から「根尖が見えないじゃない」とヤジが聞こえた。ちょうど、最後にエックス線写真を見せて終わろうとしているときだった。ほとんどの聴衆は、そのヤジの意味を理解しかねたが、たしかにエックス線写真の根尖部が不自然に真っ直ぐ切れていた。目ざとくそれを見つけた森は、黙っていなかった。根尖の病変を隠しているのではないかと指摘したのだ。講演が終わると、「銀紙で隠しとらなければいいがね。ずらっとちょうちんがぶらさがってなければいいんですがね。」と大声で周囲にヤジの意味を解説してみせた。これは森の想像にすぎなかったが、下顎の前歯が四歯揃って修復する必要があったとは到底考えられず、そもそも不要過剰な修復であるが、この部位は、ポーセレンをかぶせるためにはエナメル質が薄く、痛みが出ることを避けるため、あらかじめ歯髄神経を除去しなければならない。この不要な侵襲を患者に強いる抜髄という処置の結果、根の先端周囲に病変ができてエックス線ではその部分が黒い影になって表れる。いくつもの根の先に同じようにできた黒い透過像を森は「ちょうちん」と呼んでいるのだ。エックス線の下四分の一が不自然に真っ白なのはそれを隠してしているためで、そういう姑息なことをする学者に腹が立つ。あいつならエックス線写真の見せたくない部分を銀紙で隠していても不思議ではない。そういう倫理観の乏しい輩が教官になっていることに、はらわたが煮えくり返る思いだった。

中心感染説の暗黒時代の記憶をベンダーから叩き込まれている森にとっては、倫理的にもっとも許し難い不要過剰な治療であり、その病変を隠す行為は、学問をする者として許すまじき不正義だった。

こんなふうだから、森の姿を参加者の中に見つけると、主催者は、その男が講師に対して失礼な行動に出はしないかとピリピリしたものだが、森は声を上げることをアカデミックな正しいマナーだと心得ており、むしろマナー知らずは、聴衆に対するマナーのない講師のほうだと言って憚《はばか》らなかった。

エンドドンティストにとって、精度の高いデンタルエックス線写真だけが、歯内療法にかけられた嫌疑を晴らす唯一の正当性の証明だった。歯の根の先のエックス線透過像は炎症によって骨がなくなっていることを意味し、それこそが病巣感染の元凶とされるのだが、治療によってその透過像が消失した事実を見せることで、治療の有効性を示すことができる。森は、その点において必ずしも自覚的ではないが、エックス線写真によってエンドドンティックス（歯内療法）が生き延びた時代の記憶をからだの底に染み込むほどにベンダーから叩き込まれていたのである。

専攻生として復学した森克栄は、しばしば大学側ともめごとを起こした。アメリカを標準にする森からみると、東京医科歯科大学はなにもかもが旧態依然として、おかしなことだらけだった。歯ぐきと不適合なため歯周組織に害があることが明らかなバンド冠を、依然として学生に教えていた。この件では、石原教授にビーチを紹介し、学内の学会でビーチの通訳を務めて、医科歯科大学教育の鋳造冠への転換に一役買った。実験動物の扱いについても、大学側に意見した。当時、大学には飼育舎がなく、モルモットやラットのケージを廊下の隅に積んで飼育していた。餌をやる隙に動物が逃げ出して、大騒ぎになることもあった。「実験動物をちゃんとした動物舎で飼育すべきだ。」今考えるともっともな指摘だが、責任者の総山教授に直言し、大学側を慌てさせた。ちょうど無菌動物の飼育について、いくつかの研究室が希望していて、大学側にはその対応を急ぐ必要があった。大学では、犬舎を新設、兎・小動物舎を改築し、一六〇坪の無菌動物飼育舎を建てた。

また森は、主任の石川教授を嫌って学内難聴研究所の秋吉正豊《まさとよ》に指導を仰いだ。秋吉助教授は、結核のために長く仕事を離れ、学内の難聴研究所機能検査部に職を得たところだったが、秋吉が出版した書籍(2)の見事な病理組織像に感動して難聴研を訪ねた。秋吉に対して「素晴らしい書籍だが、初期の炎症像が扱われていない」と批評を加えて面会を求めた。

(2) 秋吉正豊：歯周組織の構造と病理—歯周病学. 医歯薬出版, 東京, 1962.

年配の研究者に対しても自分の意見をはっきり言うのが、アメリカ流のマナーである。この初期病変の組織像の観察が、秋吉の下での森の研究テーマとなった。

大学にとってはトラブルメーカーのこの森に会うために、石原は病理学教室のある四階に上がった。森は、週の半分は原田良種の診療室で下働きをし、あとの半分は大学にきていたが、秋吉のところに行くことが多く、四階の病理の教室にいることは稀だった。階段を上がると、銀杏の新緑がまぶしいほどだった。

「羨ましいなあ、羨ましいなあ」

石原は下手な芝居で、米国事情をよく知る森を持ち上げて、あれこれと米国の最近の動向について尋ねた。そして最後にこう訊いた。

「この『Gnathology』というのは辞書にないので造語だと思いますが、いったいどういう日本語に置き換えるのがいいと思いますか」

森は、しばらく考えると「ガクガク（顎学）でいいんじゃないですか」と、木で鼻を括ったような返事をして、難しい顔をした。「Gnatho」は「あご（顎）」を意味し、「logy」は「学問」だから、間違いではない。しかも、カタカナでいいと言う。

「ガクガクですか。…森先生は、面白いことを言うなあ」

論文に頻出する「Gnathology」について森の知っていることを尋ねるのがこの日の目的だったので、その答えには少なからず落胆した。身近にいた数少ない情報源に少し期待しすぎていた。元々、森の関心事ではなかったのだろう。

収穫は少なかったが、グナソロジーという表記法を確認できた、と考えた。

森は、フィラデルフィアで蝶番学派のことを耳にしたことはあったが、それは聞き伝え程度のものだった。アルバートアインシュタインに教えに来ていたコーエン（Walter Cohen）（ペンシルバニア大学歯周病学教授）の語るところによれば、ナソロジーというものが流行っているようだが、カリフォルニアの開業歯科医らの間のオーラルリハビリテーションの一手法だということだった。コーエンは、あまり好意的でない説明をした。だから、深い意味もなく、歯だけでなくあごを含めた学問なんだろうから、ガクガクでいいじゃないかと茶化したのである。英語の本を元に講義をする日本の学者は、子音に適当な母音をくっつけてカタカナ英語にするので、そもそも学者の英語は、英語とは似ても似つかぬものだった。「グナソロジー」も同じで、いつもどおりのこととうっちゃった。

米国で歯科医師が中心感染説にとらわれていた時代、問題のある歯は害毒をまき散らすと考えられ、りんご箱の中から腐ったりんごをつまみ出すように捨てられた。こういう扱いが続くと、たとえ補綴治療で金属鋳造技術の精度を競っていても、自負心の強い歯科医師は無力感にさいなまれたであろう。

歯科医師が抜歯に精を出した同じ時代に、因果関係は明らかではないが顎関節の不調が注目されるようになる。若くして歯を抜かれてしまうと、頬もあごも小さくなってすっかり老け顔になってしまうのであるが、こんな若い老人たちの中に、耳鳴りや難聴を訴える者が多くいた。中には、入れ歯を入れると難聴が治ったと報告する者もあった。モンソン（G.S. Monson）が咬合の低下が難聴を生むと報告したのは一九二〇年、ライト（W.H. Wright）が顆頭偏位による難聴を報告したのも同じ年である。やや下って一九三二年、歯科医師グッドフレンド（D.J. Goodfriend）は咬合の不良が難聴・偏頭痛・悪心をもたらすことを報告した。これを追って耳鼻科医コステン（J.B. Costen）は「顎関節異常に由来する耳と副鼻腔症状」(3)を一九三四年に出版して、耳と鼻のいくつかの症状を顎関節異常に由来するものとした。後に、これはコステン症候群(Costen's syndrome)と呼ばれるようになった。

---

(3) Costen, J.B.: A Syndrome of ear and sinus symptoms dependent upon disturbed function of the temporomandibular joint. Annals of Otology. Rhinology & Laryngology, 43(1): 1-15, 1934.

あるときカリフォルニアのナソロジー運動の創始者マッカラム（B.B. McCollum）が、「我々が扱っているのは、歯ではなく歯の機能なんだ」と叫んだかどうかはわからない。しかし、ナソロジーの思想は、このような状況から生まれた。

マッカラムは、次のように書いた。

「過去の歯科医学では口腔を中心感染源としてのみ取り扱い、それによって口腔のもつ機能的な役割を無視する傾向があり、その結果、よい歯科医療とは美しい充塡や補綴を意味するという誤った思想を植えつけ」機能回復の意義を忘れたものだと述べた。(4) 病巣感染の事実を肥大化させたセオリーが歯科医学を歪め、歯科医師は個々の歯をきれいに詰めたり、かぶせたりすることにのみ没頭して、口腔機能の重要性を見失うという過ちを犯したという指摘である。

「歯は、臓器ではない。歯は、それ自体では何の機能も果たさない。口の中に歯が1本残っていても、それ自体は何の機能も果たさない。…私たちは、ペンを使って書くように、歯を使って咀嚼する。咀嚼を歯に帰してしまうことは、構図をペンに、絵を絵筆の仕事に帰すようなものでしかない。(5)」

(4) McCollum, B.B.: Factors that make the mouth and teeth a vital organ. Jour. A.D.A., 14(7): 1261-1271, July 1927.

(5) McCollum, B.B.: Consideration and treatment of the mouth as an organ of digestion. Jour. A.D.A., August, 1929.

マッカラムは、専ら形態の美しさの回復を担ってよしとする歯科医師を強く嫌悪した。口や歯を、生命を左右する器官たらしめるために、個々の歯の治療を個別にみるのではなく、口をひとつの単位として、かみ合わせの機能回復をすべきだ。後の解釈で言うならば、一本一本の歯にかかわって敗北感を深くしていた歯科医師を前に、その守備範囲を歯とその周囲から、上下の顎骨、咀嚼筋、頭と首の筋肉・靱帯、そこに神経・血管を含めた顎口腔系に拡大した。(6) 守備範囲の拡大だけではない、補綴歯科医療の目的を、咀嚼機能、そして嚥下、呼吸、発声、構音の機能を扱うものとしたのである。

矯正歯科は、欧米人の骨格を規準にした美醜だけを論ずるうらみがあるのだが、この時期に、不整な歯列を、健康の障害として扱おうという矯正歯科医師がいた。指を吸う癖や舌の癖で歯列が乱れることは知られていたが、スタラード（H.Stallard）は、それだけではなく睡眠時に頬に手を当てて寝る癖や、枕の使い方の癖あるいは頬杖などによって、歯列がもっとダイナミックに変化することを観察研究によって示し、こうした歯列弓の狭窄や顔面の歪みが成長発育の障害になることを示した。(7) 後にスタラードは、スチュアートとともに犬歯誘導(8)という考え方を提唱したことで知られるようになるが、このスタラードと

(6) 保母須弥也：オーラル・リハビリテイション．医歯薬出版, 東京, p.3, 1968.

(7) Stallard, H.: Influence of pillow habits on the development of the upper jaw. Clifornia West Med, 22(5): 216-220, 1924.

マッカラムが出会って、ナソロジーという名の思想運動が生まれたのである。中心感染説の暗黒時代がなければ、病気の治療から距離をおいて、理想的健康像を求めることに大きく傾斜したナソロジー学派が生まれることはなかったに違いない。

中心感染説のために歯科治療の第一選択肢が抜歯になった時代にコステン症候群が生まれたことにふれたが、耳鼻科医コステンは、臨床経験から、あごの関節に加わる圧力に注目し、これを減じるために、失われた上下のあごの距離（垂直顎間距離）を回復することを推奨した。入れ歯でいえば、人工の歯茎と歯の高さを増やして、入れ歯のかさ（咬合高径）を上げるのである。

マッカラムはこれを批判した。マッカラムは、無闇に咬合高径を上げるべきではないと考え、顎関節部に現れるこの種の症状は、咬合の挙上ではなく、左右前後のあごの位置を正しい位置にして、補綴治療による機能回復によって改善すべきだと主張した。(9) 入れ歯の高さを上げると、結果がいいらしいという経験的な療法を民間療法として排したのだ。

後年、ナソロジーの紹介者となった保母須弥也は、スチュアート（C.E. Stuart）から聞いたマッカラムの言葉として次のように書いている。

(8) Stuart, C.E., Stallard, H.: Principles involved in restoring occlusion to natural teeth. J Prosthet Dent, 10 : 304-313, 1960.

(9) McCollum, B.B., Stuart, C.E.: A research report. Scientific Press, South Pasadena, 1955.

「入れ歯をデンチャーと呼ぶことから、歯科をデンティストリーと名付けたのは誤りであったようです。眼鏡をグラスと呼びますが、眼科学はグラストリー（眼鏡学）とは呼びません。眼科学は、眼を表すラテン語、オプトとフィジオロジーが組み合わされ、オプトロジーと呼ばれています。…他の医学の命名法に準ずれば、歯科は当然、ナソロジーと呼ばれるべきなのです。(10)」

デンティストリーの根拠がデンチャーだというのは保母の聞き間違いだろうが、おそらくスチュアートは、入れ歯づくりが歯科ではなく、ナソロジーこそが本来の歯科のあり方なのだと言いたかったのだろう。

石原は、こういう面では、ナソロジーと呼ばれるグループの考え方に同調するものがあった。先に長々と引用した河村との対談で、石原は何度か言葉を変えて「歯科というものの根本的な意義に対する懐疑」を口にしていた。ナソロジー学派の下顎運動のとらえ方には、強く批判的だったにもかかわらず、この開業医の歯科改革運動に一種特有の共感をもっていたのは、歯科の意義についての根本的な懐疑があったからだろう。

スイスのギージーが軸学説という幾何学的な理論によって下顎の運動を説明し、その幾

(10) 保母須弥也：ナソロジーの起源．J Asian Gnathology, 1(1): 13-18, 1979.

何学を元に総入れ歯の人工歯のかたちを理論づけたことは、すでに紹介した。ギージーは、一九〇六年にチューリッヒ大学の教授となって講座名をナソロギ（Gnathologi）としたとされる、(11) スタラードが顎関節と調和した理想的な歯の形態回復の学問をナソロジー（Gnathology）と命名したのはほぼ同じ一九二〇年代のこととされる。(9) 真偽のほどはわからない。

一九二六年には、マッカラムとスタラードらによってカリフォルニア・ナソロジカル・ソサエティーという臨床研究グループが設立されている。やや遅れて東海岸では、スカイラー（C.H. Schuyler）が、咬合の調和（occlusal harmony）のための歯の修復を提唱した。(12)

石原の没後、その教え子らによって「石原咬合論」という呼称が使われるようになった。石原の一連の下顎運動研究を「石原咬合論」と呼ぶのは、石原の没後にブームとなった咬合学、すなわちナソロジーと対立するものとして描くためのレトリックである。

ナソロジーは、歯のかみ合わせを理想的な状態に再構築するオーラルリハビリテーションとともに、本格的に紹介された。わが国の歯科医療がバブリーな発展をとげた高度経済成長期に、あたかも免疫をもたない島国に新種の外来感染症が拡がるように瞬く間に蔓延

(11) 大矢政男：日本の顎咬合学会の歩み．顎咬合学会誌, 27(3): 220-229, 2007.
(12) Schuyler, C.H.: Fundamental principles in the correction of occlusal disharmony, natural and artificial. Jour. A.D.A., 22(7): 1193-1202, 1935.

した。もっとも、このブームは、歯科医師相手の研修会や講演会のブームであり、向学心に燃える歯科医師たちが熱病にうかされたように、そこで教えられた手技をマスターしようと苦労したという意味でのブームである。わが国の開業歯科医師が初めて咬合学というものにふれ、それが熱病となって猖獗《しょうけつ》を極めたが、ナソロジーの咬合理論が幅広く臨床応用されたという事実はない。その理論の裏づけとしてナソグラフ（パントグラフ）やスチュアートインスツルメントなどの独特の下顎運動診査機器が考案され紹介されたが、いずれも実用に足るものではなかった。ナソロジーの咬合理論は、あくまでも語るための理論であった。

実際に厳密にナソロジーの理論に則って補綴処置を実践した者はほんの一握りだったが、感染症というものは恐ろしい。今なお、わが国では咬合学はナソロジー抜きには語れない。

石原は、時間をみつけては教室員に「グナソロジー」の議論を投げかけた。末次に「グナソロジー」の文献を集めさせる一方で、長谷川に、咬合器に焦点をあてて下顎運動研究史を徹底して整理し直す作業を指示した。

---

(13) 石原寿郎：下顎運動に関する最近の研究（総説）．口病誌, 30: 81-99. 1963.
(14) 石原寿郎ほか：Gysi軸学説並びに作図法に対する2，3の追加事項．補綴誌, 3: 241, 1959.

本来、学問というものは言葉の体系であるが、繰り返すが補綴学は言葉の体系ではない。そこで咬合器という道具の仕組みの発展を振り返ることで、下顎運動に関する研究をあとづけることにしたのである。

「咬合器の構造はかなり複雑に見えても、もともと機械のことであるから、動きそのものは単純で、各種の咬合器に特定の運動様式があるはずである。」(13)

咬合器は、生体のあごの運動を再現する装置である。あごの運動を、補綴物をつくるために必要な範囲で単純化して再現する。このため咬合器のそれぞれの運動様式について、ギージーが示したように三次元的に動きを描くことができれば、それぞれの下顎運動理論を図像化できることになる。

そう考えるとギージーの立体作図にも不満があった。軸学説の特徴は、あごを横に動かすときの運動軸（側方運動軸）があるという理論なのだが、肝心のこの側方運動が図示できていない。そこで石原は、ギージーの立体作図を改良し、(14)流通しているギージータイプの他の咬合器についても、その運動を三次元的に作図することができないかと考えた。そこで白羽の矢を立てたのが、緻密な思考を得意とする長谷川だった。ここから一連の咬合器について、運動を図示することができるようになるのだが、(15、17)この咬合器の運動の立体作図

(15) 長谷川成男ほか：Gysi Simplex咬合器の作図的検討．補綴誌, 4:10, 1960.
(16) 長谷川成男ほか：Improved New Simplex咬合器の作図的検討．補綴誌, 4: 15, 1960.
(17) 長谷川成男ほか：Gysi Trubyte咬合器の側方運動軸に関する作図的検討．補綴誌, 4: 100, 1960.

は、下顎運動の理にかなった人工歯のかたちを考える研究につながった。つまり、ここに来て石原の下顎運動の研究は、人工歯の研究、すなわち咬合の研究に発展するのである。

その目処が立って、初めてこう書くことができた。

「下顎運動研究の最も大きな目的は下顎運動を再現する咬合器の製作であり、さらにまたそれに協調した人工歯の製作である。[13]」

しかし、石原が基礎的な下顎運動の研究から、明確に臨床的な咬合の研究にシフトするには、もう少し時間が必要だった。

梅雨に入る少し前だったと思う。研究の方向を改めて高い視点から考えようとしていた矢先、日本歯科医師会の会誌原稿を頼まれた。初めから雑文以上のものを期待していないのだろう。「私の臨床信条」というテーマだった。歯科医師会と聞いただけで、なんとなく遠ざけがちになるのだが、鋳造冠の保険点数の問題があるので、役目柄避けてばかりはいられない。そういう配慮もあって、某先輩教授が気を回したのだろう。つまり、初めから断れない種類のものだった。

「臨床信条というようなモットー的なものをもって臨床を行っているわけではありません

し、また臨床経験も未だ短いので取り立てて特に申し上げるようなことはありません」と、嫌味なほどに謙遜をしながら「患者の訴える不満苦痛に対する細心な同情と、これを解決しようとする積極的な熱意と執拗な努力によってはじめてよい補綴が出来る」と、書くべきことを書いた。

「大学に居れば研究、開業すれば経済が臨床の重点となり勝ち（ママ）な私共にはこの点についての反省が必要」として、研究のための研究を戒めたが、あたかもこの後五年間を予言したかのようであった。この後、五年近く、下顎運動の研究には手を付けていない。しかも、「補綴臨床を支える三つの柱」として、一つに古き良き時代の補綴を努力と錬磨で復活し、二つにそれを実施可能な保険制度を整備し、三つ目には正しい臨床のための科学的認識をあげた。この三つ目は、学校に勤めているものの任務であるから優先せざるを得ない。

「現代の自然科学の目から補綴学が甚だ不満足なものに見える。」「正しい根拠のある補綴学が確立されなければ正しい補綴の臨床はあり得ない」としたが、臨床目的本位の石原は、「研究というものは元来それ自体が目的となり易いもの…。最終目的を失うと、単なる自己満足に過ぎなくなります」と重ねて研究のための研究を戒め、「果たしてどの程度に実を結んだかということを考えてみますと甚だ不満足で…慚愧《ざんき》の至り」と激しく自責し、その後の五年を予感していたかのように、当の補綴をよくするために研究以外のことが必要であればいつでもそちらに身を転ずると結んだ。(18)

その言葉を裏付けるように、石原は、保険診療の質の底上げに精力を注ぎ、代用合金の問題に本格的に取り組むことになる。昭和三七年、石原は胃の手術のために短い休みをとったが、補綴歯科学会は歯科用金属規格委員会を設置し、これ以降、銅合金問題に深くかかわらなければならなくなった。並行して翌春から一年間かけて、保険診療のガイドライン(注)を作成する作業にも時間を割かなければならなかった。

たまたま教室の電話を教授の石原がとったのだが、しばらくぼそぼそと電話口で話して受話器を置くと、石原はだれに言うともなく吐き捨てるように言った。

「実にくだらん仕事だ、こんなことに時間を割かなきゃならないなんて」

歯科用金属規格委員会の委員を頼まれたのだった。

保険用材料の代用合金を議論することがくだらないと言ったのではない。聞こえよがしにこう言うのは、日本歯科医師会と厚生省がかついでいる新銅合金というものが、実は限

(18) 石原寿郎：私の臨床信条　補綴の臨床を支える三つの柱．日歯会誌, 15(5): 14-15, 1962.

りなく真鍮に近い代物で画期的な合金などではないからだ。しかも、この新銅合金を保険用材料に採用する根拠とされる総山孝雄の一連の臨床研究と言われるものが、化学的耐蝕試験や組織反応試験を無視した研究で、研究者としてそそられるものがなかった。口の中に装着した新銅合金が、見た目で金色に光っているのは、唾液に洗い流された結果でかえって有害なのだが、色だけを見て高い評価をしていたに過ぎない。

しかし、このまま放っておけば、保険用材料に採用されてしまう。保険用材料になるということは国が安全性を認めることを意味する。石原はサリドマイド薬害のことを頭に浮かべていた。昭和三六年十一月、疫学調査から睡眠薬コンテルガンの催奇形性を警告したレンツ（W.Lenz）の報告[19]が話題になった。深刻な催奇形性をもたらすメカニズムは分からないにもかかわらず、疫学調査で市販薬に警告が発表されたことが専門家の間で話題になった。日本では妊婦のつわりに処方されている薬にも配合されているとのことだった。翌年九月に発売中止になったのだが、科学の誤りが取り返しのつかない不幸をもたらした事実に、寿郎は言葉にならないショックを受けた。

注：補綴診療の大綱と標準的診療内容に関する資料。

（19）Lenz, W.: Thalidomide and congenital abnormalities. Lancet, 1: 45, 1962.

このままでは銅合金も、お上が決めた処方だから使うということになる。補綴学会として、純粋に科学的な観点から有害性を立証しなければならない。

「ここまで築いてきたものがダメになる。やらなきゃならんだろう。」

石原のもうひとつの課題は、鋳造冠の普及だったが、その鋳造用金属が銅合金になってしまったなら、これまでの努力が、却って悪いほうに歯車を動かすことを助けてることになってしまう。

翌年、下顎運動に関する総説（口病誌、一九六三年）[13]をまとめると、愛知学院大学に出ていた長谷川とともに「下顎運動と咬合器」[注]という長大連載に着手する。これは雑誌「歯科評論」の主幹だった高津弌の依頼に応えたものだったが、昭和三八年の五月号から毎号、足かけ三年二三回にわたる連載となった。高津は、自ら歯科界の一言居士を任ずる男だったが、石原の父親と幼友達で、石原が歯科医師に転じる際に、お茶の水の長尾学長に口を利いたという縁があって、石原にいくらか無理が言えた。

「…今や押しも押されもせぬ補綴学界の有力教授である。こないだ顔を合わせたので、時々は原稿をたのむよといったら、あります。だが、一回や二回ではなく軽く一年は続けさせてくださいということで、歯科評論、伝統の続物原稿がまた始まったのである。」[20]

石原には、咬合器の発展史を振り返るかたちで下顎運動研究の学説史を整理しておきたいという目論みがあった。高津に偶然に声をかけられたので、思い切って雑誌の連載を利用することにしたのである。

この時期、研究の方向性を大局的に見直すことを考えていた。

「研究は合理的に計画され、つみ重ねられて、誤りのない事実の認識の上に臨床上の混乱を解決することであって、単なる研究の繰り返しであってはならない。」[13]

長谷川に咬合器の調べを指示したときに、石原の頭にあったのは、下顎運動の研究を臨床的な咬合の研究にシフトすることだった。

振り返ると、昭和三八年に発表した総説が「下顎運動に関する最近の研究」[13]、同じ年、「歯科評論」に連載を始めたのが「下顎運動と咬合器」[注]、そして連載を終えて一年の渡欧

注：日本歯科評論に連載した「下顎運動と咬合器」は、石原寿郎と長谷川成男の共著で、「その一　序論」(245:1-5)、「その二　BonwillからLuceまで」(248:17-20)、「その三　WalkerのClinometerと咬合器」(249:18-22)、「その四　UlrichとHesseについて」(250:28-32)、「その五　Bennett運動とBennett角」(251:1-6)、「その六　Snowの顔弓」(252:20-24)など、昭和三八年に五月号から昭和四〇年の三月号まで毎号合計一三編を発表した。

(20) 高津弌：鹿鳴荘だより．日本歯科評論, 247, 1963.

を挟んで、昭和四二年に口腔外科学会の特別講演で「咬合に関する臨床並びに研究の種々相」[21]を発表し、これを教室の藍稔の助力を得て「咬合に関する見解の種々相」[22]としてまとめた。この四年間に、下顎運動から咬合器、さらに咬合と、主題は基礎研究から臨床応用へとシフトした。臨床歯科医の間で評判になった最後の「種々相」は、「1　下顎位について」「2　下顎運動について」「3　咬合と歯の接触関係について」と、この大きな流れを総括するかたちになっている。この時点で、「咬合」という用語は大きく意味を拡げて下顎位や下顎運動までも含む概念となるのである。

この一連のタイトルは、石原の思考のプロセスを表している。つまり入れ歯づくりのための下顎運動の研究が、関節や神経・筋、そして鋭敏な感覚をもった歯の接触と歯周組織を含む「咬合」という概念として確立されるに至る里程標でもある。石原が「咬合」という概念をもって正面から研究に取り組み、亡くなるまでわずか二年である。「咬合学の大家」などと呼ばれることを、決して石原は喜ばないだろう。石原の没後に盛んになった日本での咬合をめぐる議論は、ほとんどの場合、机上の議論だった。熱心に中心位という言葉について議論をするのは、日常的に模型を咬合器にマウントするための位置を探し求めている歯科医師ではなかった。模型を咬合器にセットする位置でしかない中心位という用

(21) 石原寿郎：咬合に関する見解の種々相（特別講演抄録）．日口外誌, 13: 373-374. 1967.
(22) 石原寿郎，藍稔：咬合に関する見解の種々相，1 下顎位について．歯界展望, 30: 809-819, 1967.

語が、理想的なあごの位置を示す用語に意味を転じて議論されることになった。こうして石原の没後、咬合学は、議論のための議論として発展する。

「下顎運動の研究が重要視されてきたのは、臨床面での実際上の必要性があったからで、決して単なる興味的なものではなかった。」[23]ところが、米国の文献をみると、研究目的を忘れたような下顎運動に関する些末な議論が多い。

一九三〇年以降の下顎運動の研究が「Gysiらの古典的な学説を批判し、その矛盾を衝くことがあるいはできたかも知れないが、実際の臨床にどの程度に具体的な貢献をしたかを反省してみるとき、成果はまだほとんどあがっていないとするのが事実であろう。われわれが日常の臨床の基礎としている下顎運動の知識は、ほとんどすべてがすでに前世紀(19世紀)において明らかにされていたことばかりである。」

「下顎運動のようにはっきりとした目的をもった研究にしては、すこし回り道をし過ぎてはいないだろうか。…際限のない繰り返しではなかったろうか。」石原自身も、教室の総力を挙げて下顎運動の研究に取り組んできたが、「われわれもまた果てしない堂々めぐりの中に巻き込まれているのではなかろうか。」[23]

(23) 石原寿郎, 長谷川成男, 藍稔：下顎運動と咬合器　その研究の夜明けと現在への系譜. 日本歯科評論社, 東京, p.4, 1975.

こうして石原は、臨床目的を明確にして、下顎運動研究を歴史的に俯瞰してみようと考えたのである。

もちろん、目下の混乱の嵐の目になっている「グナソロジー」に至る下顎運動の考え方を整理することがひとつの関心事だった。「グナソロジー」によって下顎運動の研究が具体的な臨床課題になったと言うこともできる。このため長谷川との連載第一回目では、「米国補綴学会誌」の急速に数を増した「下顎運動や下顎の機能と関連した研究」について「いわゆるグナソロジー Gnathology と総称される領域」(24)と表現した。この部分は、没後、昭和五〇年に書籍(24)にまとめられる際にはばっさりと削除された。石原が「下顎運動や下顎の機能と関連した研究」と認めていた一九六〇年ごろまでの米国における「グナソロジー」と、その後わが国で広がったナソロジーというものは、同列に扱えないと編者らが考え、削除したのであろう。

しかし、いずれにせよ昭和三〇年代半ばのわが国には、「グナソロジー」に関心をもつような臨床医は一握りの米国通だけだったので、それを批判することにはほとんど意味はなかった。

(24) 石原寿郎，長谷川成男：下顎運動と咬合器，その一序論．日本歯科評論, 247: 1-5, 1963.

「明らかに蝶番学派のいう所謂 Hinge axsis は存在しない。従って Terminal hinge position の意味も失われる」(25)

ナソロジーの熱病がわが国を襲うその遙か以前に、石原はこともなげにその中心原理を否定した。

話がだいぶ専門的になり過ぎたので、その基礎知識として当時の間接法の常識を振り返っておく。

間接法とは、口の中で直接にではなく、机の上の咬合器上で間接的に入れ歯をつくる方法である。あごの型を採って、あごの模型をつくることは比較的容易である。問題は、上と下の模型の正しい位置関係だ。ひとつは上下の距離。これは結構ラフでいい。大きく変更するとなると別問題だが、あごを楽な姿勢にするとか、歯があったときの顔と外見上同じように見えるようにすれば、そう問題はない。問題は、上と下のあごの前後左右に正しい関係である。ずれた位置で上下のあごの模型を咬合器に付着して、その位置で上下の歯を並べてしまうと、その入れ歯を患者の口の中に戻したときにちゃんとかめない。ずれた位置でつくられた入れ歯でかむと、入れ歯がアンバランスに偏って、不安定になったり、

(25) 石原寿郎，長谷川成男：蝶番運動軸Hinge axisについて　蝶番運動軸に対する批判　その二．歯科時報, 17(1): 14-18, 1963.

口の中の粘膜が痛くなったりする。このため上下の模型を偏りなく正しい関係（centric relation）に位置づける必要がある。ずれたエキセントリックな位置（eccentric）でなく、正しい位置つまり上顎の模型に対して下顎の模型を位置づけるセントリックな位置関係を見つける必要がある。

あごの動きを幾何学的に解析して入れ歯の理論をつくったギージーは、面白い方法でこのセントリックを求めた。口の中で下あごの動きを描かせる方法である。歯があるべき平面に平らな板を置いて、上下どちらか片方にピンを立て、他方に色付きワックスを薄く塗る。これで口を閉じてあごを左右前後に動かすと、色付きワックスに烏の足跡のような傷がつく。この三本の傷に左右の偏りがなければ、あごの位置にも偏りがない。そのワックス付きの上下の板を模型上に載せれば、模型の上下にセントリックの関係を再現できるという理屈である。三本の線のかたちが、ゴシック大聖堂の尖塔を支える内梁のアーチに似ているので、チューリッヒ大学にいたギージーはこれをゴシックアーチ描記法と名づけた。因みにチューリッヒには、フラウミュンスター（聖母聖堂）という中世に建てられた有名なゴシック様式の教会がある。このゴシックアーチ描記法が、入れ歯づくりのための、正しいあごの位置の決め方として普及した。きれいなゴシックアーチを描かせるためにあこの先を指で押して左右に動かしたので、つまり無理なく左右にあごを動かせる、あごを後ろに引いた位置がセントリック、これが中心位と翻訳されるようになった。

戦前から、わが国はドイツ医学の影響下にあったこともあって、ギージーの名はよく知られていたが、米国西海岸のマッカラムや東海岸のスカイラーの名を知っている者はいなかった。

マッカラムは、あごをもっとも後ろに引いたとき、あごがドアの蝶番《ちょうばん》（ヒンジ）のように安定した開閉運動をすることを見出したとされるが、あごの開閉運動をドアの蝶番に見立てる考え方は下顎運動研究の最初期からあって、それ自体は別段新しい考え方ではなかった。

「同学派によれば…、下顎切歯点の運動範囲は、蝶番運動軸の前後的滑走と、蝶番運動軸を中心とした回転の二者によって構成されることになる。これは常識論からすれば至って当然の事で、事新しく主張するまでもない事のようである…。[26]」

石原ら[24]によれば、生体の下顎運動に着目し研究したのは一八八九年ルース（C.E. Luce）といわれているが、その七年後、ウォーカー（W.E. Walker）はあごの関節が前方に滑る

(26) 石原寿郎, 末次恒夫 : Hinge axis　下顎の蝶番運動軸について　その一. 歯科時報, 16(12): 3-5, 1961.

ときの傾き（顆路傾斜）を測定している。同じ時期に、蝶番運動についても測定していた。しかし、これはすべて入れ歯の時代の話である。

マッカラムは、下顎の関節頭の中にひとつの軸があって、そこを中心に下顎が回転運動をするとした。咬合器を人のあごのようにではなく、人のあごを咬合器のように見立てたところは、かつてない考え方だった。ユニークなのはその仮説にもとづいて、回転中心を利用して歯の型を咬合器に移す手技を考案したところである。理屈どおりに回転中心を見つけて咬合器に移せば、患者のあごと咬合器上の上下の模型の関係は同じ関係になる。入れ歯であれば、わずかなかみ合わせの誤差は、入れ歯と粘膜のズレで誤魔化されるが、歯に固定する補綴物では、誤魔化しの余地がない。間接法で、鋭敏な歯根膜に支えられた取り外しのきかない補綴物をつくろうとすると、厳密な再現性が必要になるのである。

十　運動軸

「で、どうやってそのヒンジアキシスを求めるんですか」

「パボーネのスライドにあったでしょ。」

山下は、得意気だった。人のからだの仕組みからシミュレーション装置をつくるのではなく、シミュレーション装置に合わせて補綴処置をしようとすることにナソロジーの本質があると山下は言う。机の上から新しいジェーピーディーをもってきて、写真を示した。ルシア（V.O. Lucia）の論文[1]だった。

「コンパスで紙の上に円弧を描くとき、中心の針は動かないでしょ。」

「そりゃ、針が動いたら円になりませんよ」

「反対に、円弧を描いて針が動かなければ、そこが円の中心です。これを実際のあごでもやるわけです。一種のフェイスボウですが、これを下顎の前歯部に固定します。そうして

(1) Lucia, V.O.: Modern gnathological concept. CV Mosby, St. Louis, p.1-610, 1961.

患者のあごを開閉口させる。このときに口を開けるとあごが前に出てくる人がいるので、出て来ないように保持して開閉口させます。フェイスボウの最後方の左右には針がついていますから、この針が回転中心になる、つまり動かない位置を探すんです。」

フェイスボウは、それまではあごの奥行きを測るだけの装置だったが、一方を下の歯に固定してあごを動かす。当然、耳のそばの針も動くのだが、その針が動かない点を見つける。

「おそらく本当のところは、見つけるというより確認でしょう。」

山下は、シニカルだった。石原教授が言うことに、どこかシニカルなニュアンスを加える。

あごを後方に押しつけてヒンジアキシスを見つける。実際には、針はいつまでも一点にまとまらないのだが、うまく下顎を誘導すれば、つまり後ろに押しつけて開閉口させれば、ヒンジアキシスが見つかる。後にこの器具はヒンジロケーターとなる。

コーエン（R. Cohen）が考案したというチンキャップと太いゴムバンドからなる訓練器具の写真を、(2) 石原が山下たちに見せたことがある。

「これで訓練するようです。これで五～六分練習させるとターミナルヒンジが採れるようです。面白いですね。」

その訓練の考え方に、感心しているような口ぶりだった。太いゴムバンドであごを思い

---

(2) 石原寿郎, 長谷川成男：Hinge axis 下顎の蝶番運動軸について　その三　蝶番運動軸を利用した臨床術式．歯科時報, 17(5): 3-5, 1963.

切り後方に押しつけて蝶番開閉の訓練をする。その運動が上手にできるように訓練してからターミナルヒンジアキシスを求めるのだという。山下には、ヒンジアキシスを見つけるというより、どう見ても人間をヒンジアキシスに押し込める拷問のようにみえた。写真の男は、拷問を受けているにしては不似合にも笑っていた。フト、山下はその写真の男が、あごをゴムバンドで後ろに強く引っ張られながら、フェイスボウを咥《くわ》えさせられて無理に口を開けているために、口角が上に引かれて、一見笑っているように見えることに気づいた。

「従来から上顎に対する下顎の水平的に正しい位置は中心位 centric relation として定義され、……これは周知の如く下顎が緊張することなく自由に側方に運動しうる範囲で顆頭が最も後ろに退いた位置」と、されてきた。「グナソロジー学派」は、これを補綴物製作上の便宜から単純に「最も後ろに退いた位置」にしたに過ぎない。

「蝶番理論は、咬合器の開閉軸に対する上顎模型の正確な位置づけを臨床技術化しているだけであって、下顎は簡単なバイトによって位置決定をしているに過ぎない」(3)

あごを後ろに強く押しつけると、当たり前のことだがあごを開閉しても前後関係が変化しない。その位置で少し口を開けて柔らかくしたワックスをかませて上下の歯の関係をかたどるが、蝶番運動だから少し口を開けても狂わない。そのかみ痕《あと》のついたワックスをガ

(3)　石原寿郎，末次恒夫：Hinge axis　下顎の蝶番運動軸について　その一．歯科時報, 16(12): 3-5, 1961.

イドにして模型を咬合器に付ける。その位置は原理的に中心位である。その正しいあごの位置を咬合器に移し替えれば、咬合器の上でつくった上下の歯が、口の中でもうまくかみ合う。なんだか狐につままれたような解説である。

「蝶番運動軸と咬合器の開閉運動軸を一致させておけば、咬合器上で咬合の高さを変えても中心位に狂いが起こらぬという臨床上の利点がある」(3)

蝶番運動を確認したら、針の先の皮膚にワンポイントのタトゥーを入れる。タトゥーを入れたら、ヒンジアキシス探しを毎回やる必要はない。ヒンジアキシスは生涯不変である。そういう仮説が信じられていた。

蝶番軸の仮説を基準に使って上下のあごの関係を咬合器に移し替えるところは実用的だが、それが適切な位置かどうかは、むしろ議論のあるところだろう。補綴の専門家の間でも、この中心位の考え方は、何がなんだか、さっぱり分からないというのが正直なところのようだった。

石原は、下顎運動研究の第一人者と目されていたために、補綴学の先輩から、いろいろと尋ねられるのだが、「グナソロジー」なるものを説明しようにも入れ歯の製作方法ではないのだから、共通の言葉がない。

「いや、下顎運動の理解としてはギージーを一歩も出ないんですよ」と言うと皆安心した。たしかにナソロジーの主張を下顎運動として考えると難しいが、臨床テクニックとして使えるところを使えばよい。山下は、山田に教えながら、自分の考えが整理されていくことを幾度となく経験した。

「患者ごとに厳密に、ヒンジアキシスのポイントを見つけるわけです。ナソロジーには、下顎運動理論はないんです。患者ごとに厳密に測定して、それを咬合器に反映するところが肝ですね。」

これはあごの横の動き、側方運動のことをいっている。咀嚼のときにあごは横に動くが、ギージーの軸学説はあごを横に動かすときの回転軸を左右の関節の後ろに想定し、それをもとに上下の人工の歯がどのように接するかを理論づけ、人工的な歯のかたちを確立した。しかし歯に固定する補綴物では、咬合器上にあごの動きを再現して、そこで補綴物をつくりたい。ドイツのフィッシャー（R. Fischer）が、下顎の開閉は蝶番運動軸、横の動きは蝶番運動軸を横に回転させる軸を左右の関節の後ろに想定した理論を発表し、患者ごとに関節と歯列の位置関係に応じて咬合器を調整する考え方を発表した。これがその後の、調節性咬合器というものを生んだのだが、マッカラムはほぼ同時代に、蝶番運動軸を提唱したものの、あごの横の動きに関する運動理論を考えなかった。ナソロジーのグループは、運動理論は考えずに、あごの横の動きを咬合器に反映させる装置を考案した。ナソロジーのユニークさは、理論ではなく装置にあった。

山田は、別の写真を探して山下に示した。

「これも同じような装置ですが、描記板がたくさんありますね。別の目的に使うのですか。」

山田はもちろん、山下も実物に触ったことはもちろん見たこともなかった。当時のわが国の研究者にとっては、米国から船便で送られてくる雑誌がほとんど唯一の米国の補綴学の情報源だったのである。

下顎の横の動きを咬合器上に再現するためにスチュアートは、ヒンジアキシスを求めるときよりも格段に複雑なフェイスボウを考案した。この装置は上あごのフェイスボウに針を固定して、下顎の歯に固定したフェイスボウに六枚の描記板を付けて、その動きがあごの動きを記録するという仕組みである。

論文中の小さな写真では、何がどうなっているのか、想像がつかないほど複雑にみえた。

何のための装置なのか、皆目理解できなかった山下は、思い切って石原に尋ねた。

「顆路、とくに側方顆路を記録する装置ですよ。原理はゴシックアーチと同じですが、顆路を記録するために口腔外に描記板を置いたわけですね。」

石原教授の説明は、いつも簡明で筋が通っていた。

ゴシックアーチを描かせる原理と同じだが、上あごと下あごの装置は針ではなくボールベアリングで接していて、描記板はすべて口の外に設定されている。あご全体の動きだけではなく、顆頭点の動きを記録することが特徴だ。水平的なあごの動きを口の先の描記板に、顆頭点の動きを耳の横の描記板に記録する。この装置は形状からパントグラフと呼ばれたが、この装置で記録した患者の関節とあごの動きを咬合器上に再現する。そのために両側の顆路を患者ごとに調整できる咬合器（全調節性咬合器と呼ばれた）が考案された。

補綴に利用するあごの関節の動きを顆路というが、そのうち関節の前後に動くときの傾きが入れ歯をつくるために重要で、これを矢状顆路角という。動きの前後でワックスをかませることによっても顆路角を知ることはできるが、前後左右に動かしたときの関節の動きを正確に知ることはできなかった。入れ歯づくりでは、必要がなかったのだが、歯に固定する大きな補綴物をつくろうとすると、関節の精密な測定が必要になってくると考えられた。

元来、補綴学というのは入れ歯の学問だが、これが「入れ歯学」ではなく、あごや筋肉を含む「ナソロジー」になるという。これはなるほど進歩というものだろう。いくらか複雑な装置を必要とするのは、むしろ当然のことのように思われた。

この種の装置が、実際に日本にもたらされるのは昭和40年代であるが、だれもが複雑な装置に歯科医療の進歩を実感した。技術の進歩が日常生活を変えたという意味で、この昭和四〇年前後の数年ほど急激な変化がもたらされた時代はかつてなかった。ソ連のガガーリンが人類初の宇宙飛行に成功して帰還したのが昭和三六年の四月、昭和三三年に一六％だったテレビの普及率は、翌年四月の皇太子様ご成婚を契機に急上昇し、昭和三八年には九一％となった。富士重工は昭和三三年にスバル360を発売し、トヨタ自動車は昭和三六年に小型大衆車パブリカを発売した。いずれも爆発的な人気を博した。この時期、サラリーマンはボーナスの度に、テレビ、冷蔵庫、洗濯機と次々に家電製品を買いそろえた。

歯科医療の診療現場にも、機械化の波が押し寄せた。歯科用機械メーカーの吉田製作所は昭和三三年代に世界の先駆けを競うようにエアタービンハンドピースを開発したが、昭和三〇年代後半に、これが爆発的に拡がった。森田製作所は昭和三八年に診療用チェアをベッド状にした水平診療を提案する診療ユニット「スペースライン」を売り出した。ビーチのアイデアを実現したものだった。

ナソロジーは、歯だけを治療していた歯医者が、あごの関節や咀嚼筋を含めた機能を診る医者になろうとする学問運動だった。そこで使った蝶番運動軸理論にはなんら新味も独創性もなかったが、この最終蝶番軸の臨床技術は、教科書にも紹介されるようになって米国の補綴分野で受け容れられるものとなった。ナソロジーの蝶番軸理論は、大戦後十五年を経て米国の補綴学会で広く地歩を固めつつあった。しかし、石原は、あごを後ろに押しつけて得た点を基準点とするという蝶番軸理論の独自性が受け容れられたとは考えなかった。石原は、蝶番運動理論について「むしろ古く広く行きわたった考え方として常識的に漠然と容認しているように思われる」[(4)]と受けとめた。そもそも咬合器の関節部は、十九世紀末からずっと蝶番式なのだから、下顎に蝶番軸があるというのは、昔からの素朴なイメージだった。

しかし実証的な研究者は、蝶番軸理論にノーを突きつけていた。

「積極的に下顎運動を研究している人達によって実験的に根拠のある反対意見が出されて

(4) 石原寿郎, 長谷川成男：蝶番運動軸Hinge axisについて　蝶番運動軸に対する批判　その二. 歯科時報, 17(1): 14-18, 1963.

いるのは非常に興味深い」(4)

第一に左右の関節は高さも前後の位置も左右でずれているので、左右の関節の軸は一本にならない。次に蝶番軸を実測すると実測のたびに位置が変わった、さらに多くの人は、わずかに口を開いただけであごが前にずれるので、口の中に固定用の副木を入れた時点で最後方の蝶番軸ではなくなってしまう。

ただ石原は他の補綴学者とは違うところを見ていた。

「では、本来の蝶番運動軸は存在しないかというと、我々はそうは考えない。」(4)

下顎運動の研究から考えれば、「グナソロジー」から新しく得られるものはほとんどない。しかし、ややひねくれた言い方になるが、蝶番運動軸理論にはただひとつ従来にない考え方がある。蝶番運動というのは、顆頭の運動を前後的な滑走運動と開閉の回転運動に分解できるものと考えるのだが、「グナソロジーの蝶番運動軸」は、漠然と顆頭の運動をとらえるのではなく、下顎の関節の動きを顆頭上のあるひとつの点で表現できるという仮説なのである。従来の蝶番軸は、顆頭のどこでもいいどこかの点であって、それが回転軸となる。つまり任意の点の話だった。これが「グナソロジー」では、特別の軸があると考える。

従来、「漠然と顆頭といわれていたものを、一つの機能的な意味をもった特定点に考えを収斂させていき、測定と解析をより正確化、明確化させた。」この点には「大いに敬意を表したい。」(4) 臨床術式としては、「グナソロジー」が見出したとされる特定点は、下顎運動の軸としては破綻しているのだが、特定点があるとした仮説そのものは魅力的だ。「グナソロジー」において注目すべきところは、この「特定点」だと、石原は考えた。

すでに佐久間の研究で、「顆頭付近の点は大体1〜2mmの巾をもった顆路様の運動範囲内におさまることがあきらかになった。」顆路様とは、その特定点の動く路《みち》、すなわち咬合器の顆頭間軸が動く軌跡に似たという意味だ。この軌跡について「この際問題となるのは顆頭上の一特定点、つまり蝶番運動軸においてこれが一つの巾のない曲線に収斂するか否かである。」(4)

驚いたことに、石原はナソロジーを初めて紹介するその時に、その中心原理である最終蝶番軸仮説を批判し、のちに全運動軸と呼ぶことになる運動軸を見出すことを予言しているのである。

「顆頭上の一つの特定点があり、その点は理想的な矢状面内運動では、すべての運動範囲に対して曲線として対応し、立体的なすべての運動範囲に対しては、一つの曲面として対応する。[4]」

「グナソロジー」の言う最終蝶番軸は、動かぬ軸であって下顎運動にはかかわらない。しかし、このような特定点があるなら、「我々は下顎の顆頭の運動をこの点の運動で代表させることが出来、下顎運動様式の再現と解析が可能となる。[4]」

「我々は以上の仮説を立て、…実測によって確かめるべく研究を進めている。蝶番軸の真の解決はこの道によって行うほかないと思う。[4]」

この特異点を、石原教室の大石忠雄が新鮮屍体の解剖所見から見出し「顆頭安定位」[5]と名付けるのが昭和四二年、河野正司（一九九三〜二〇〇八年 新潟大学教授、副学長）が、実測によってこの軸を見出し「全運動軸（キネマティックアキシス）」[6]と名付けるのはこの仮説から約五年を経た昭和四三年のことである。

ちょうどスロープを丸太が転がるように、回転しながら前下方に曲面を描いて滑り降りてくる軸がある。顆頭内にあるその軸を見つければ下顎運動の解析は一気に可能になる。しかし、顆頭と呼んでいる下顎の関節部は、拳骨のような形をして、内向きに傾いている。

(5) 大石忠雄：下顎運動の立場よりみた顎関節構造の研究．補綴誌, 11: 197-220, 1967.
(6) 河野正司：下顎の矢状面内運動に対応する顆頭運動の研究，第二報，マルチフラッシュ装置による矢状面運動軸の解析．補綴誌, 12: 350-380, 1968.

高さも前後の位置も、左右対称ではない。丸太がスロープを回転して転がり落ちるときに丸太が跳ね回って軸を成さないならば、もう再現も解析もできない。「グナソロジー」は、いったん丸太が一番奥まったところできれいに回転すれば、あとはその軸を信じて疑わないのだが、ほんとうは、あごを横に動かし、前に動かすときにどういう歯の形態と接触にすれば関節に矛盾しないかということが分からなかった。それがもっとも重要な問いだったはずだが、「グナソロジー」はその問いには答えをもたない。

ギージーはかつて関節のしかるべき点の開閉・前後運動時の軌跡を「顆路」と呼んで重視した。その彎曲形態や傾斜度が繰り返し研究されたが、関節の解剖学的形態や生物学的な見方が拡がるにつれてギージーの機械仕掛けのような下顎運動の考え方は軽視され、「下顎運動に対する我々の考え方を曖昧化し、不可知なものにし、…我々は下顎関節をただ漠然と何等かゆうずう性のあるものとのみ考え」(4)るようになってしまった。

しかし下顎運動の学説史、すなわち咬合器の機能を歴史的に考察すると、「グナソロジー」は、ギージーに及ばないのである。

石原は、学部の学生相手の講義でも、自分の研究の関心事をまるで研究仲間に話すように熱を込めて話した。

「昨日、実験していましたらね。ワックスバイトをかませましたら、三人に一人はわずかに前方位になるんですよ。最後方位に引っ張って訓練してから採るんですが、そのままかんでもらうと前に出ます。まあ、数を見ていませんから大きなことは言えませんが、ターミナルヒンジアキシスというのはなかなか難しそうですね」

石原の講義は、自分のいま現在の問題意識をそのまま学生たちと共有しようとする現在進行形の講義だった。

「開口時に移動しながら回転する軸があるかどうか、それを想像で議論していてはいけない。あるとするなら、見つかるはずです。今、この特定点を見つけようと研究しているわけです。」

石原は、学生に対しても教室員に対するのとまったく同じように接した。学部生の講義でも、教えるというよりは、いっしょに考えるという態度で、学生にはすこぶる人気があった。

「教育というのはね、ちょっと油断をすると権力になってしまう。考え方を強制することがある。」

教壇に立つ教室員に、こう注意した。

その魅力的な講義に憧れて入局する者もいた。後に移動と回転に分解できる顆頭上の特定点すなわち全運動軸を見出した河野は、当時歯学部の学生時代の石原の講義に強く惹かれた一人である。

「いいですか諸君、口腔内の支台歯に適合するクラウンが鋳造法によって製作できるようになった。これからは対合歯との咬合をどのように作るか、…それには下顎運動の研究が必要です。(7)」

河野ら学生に向かってこう語ったのは昭和三七〜三八年ごろと思われるが、この言葉とは裏腹に、下顎運動の研究は一時休止し、鋳造冠の普及のために東奔西走することになる。保険診療の拡大によってクラウンの処置が増え、当然のようにバンド冠の処置が増えるとともに歯ぐきに接する部分の適合不良が当たり前になり、バンド冠に由来する歯周病が看過しがたい状況になっていた。容易に適合が得られる鋳造冠の臨床手技を開発することこそが喫緊の課題であった。これに銅合金問題が加わって、教室内の研究は、補綴技術に傾いた。クラウンブリッジ学の鳥瞰図を描いて、歯冠補綴物を外側と内側に分けるという石原の説明に従えば、歯冠補綴物の内側に軸足を置いたのである。

(7) 河野正司, 大石忠雄：咬合を再構成する下顎位（II）顆頭安定位と石原咬合論. 補綴臨床, 45(5): 484-503, 2012.

ドルの持ち出し制限が緩和されると、若者が続々と羽田からアメリカに飛び立った。後にナソロジーの紹介者となる保母須弥也が、日大歯学部を卒業して渡米したのは昭和三六年、この年の夏にフェアバンクスで開かれたアラスカ歯科医師会年次総会には、清藤尭士、舘野常司らが出かけて、トーマス（P.K. Thomas）のワクシングテクニックを学んでいる。[8] また金属焼付ポーセレン冠の開発に従事して世界的な成功を収めることになる歯科技工士桑田正博が愛歯技工士養成所から米国に単身派遣されたのは昭和三七年、同年、東京歯科大の若い医局員で私的に実験用の犬を飼育してインプラントの実験をしていた懸田利孝（一九七二年 日本歯科インプラント学会設立に尽力し、副会長）も、欧米各国を廻るインプラント研究旅行に出ている。[9] 昭和三九年、東京オリンピックの年の春、ようやく日本人の海外渡航が完全自由化されるが、その後の海外渡航事情は天と地ほどに変わるのである。

渡米した桑田正博は、偶然に金属焼付ポーセレンの開発者キャッツ博士（S. Katz）に出会って、真空焼成法金属焼付ポーセレンの開発改良研究に参加することになった。自分の足で歩いてさまざまな長石を探し、自分で調合し、繰り返し自分で焼いて試し、実用に足る金属焼付ポーセレン冠（桑田自身は一貫してセラモメタルクラウンと表記している）の製作法を

(8) 舘野常司：ナソロジー入門，ナソロジーあれこれ　その2．顎咬合誌, 12(1): 19-29, 1991.
(9) 懸田利孝：私の半生記，インプラントの臨床50年を中心に．歯科学報, 109(6): 564-568, 2009.

確立した。

焼付ポーセレンを知り尽くした歯科技工士として桑田は一躍、時代の寵児となり、一九六四年（昭和三九）には米国各地で、翌年にはスウェーデン歯科医師会（Swedish Dental Society）の招待をきっかけにして欧州各地を講演に呼ばれて廻った。(10)

金属焼付ポーセレンクラウンとは、精密鋳造でつくったクラウンの表面に、陶材を盛って再度焼成する。伝統工芸の七宝焼と同じ要領であるが、これに色を付けてさらに焼いて、エナメル質の透き通った白い歯と区別がつかないクラウンをつくる。精密鋳造だけでも精度要求に応えることには高度なテクニックを要するが、そこにセラミックを焼き付けて自然な外観をつくるのである。

歯科技工士という職業は、この後ほぼ四〇年間にわたって、この金属焼付ポーセレンクラウンのアーティスト、すなわちセラミストとして華々しい活躍の舞台を得るが、セラミストという専門職は、桑田に始まると言っても過言ではない。陶磁器の本場日本から来た技術者というイメージも多分に幸いした。さらに、国家資格としての歯科技工士という他の国に先んじて日本が整備した資格制度も桑田の立場を利した。そして何よりも、そのテクニックの蓄積がものを言った。

(10) 秋元秀俊（協力 桑田正博）：オクルージョンの半世紀. Kuwata College 25記念, 2010.

一九六五年二月にシカゴのヒルトンホテルで開かれたミッドウインターミーティング一〇〇年祭では、別室で実演解説する桑田の手元のクローズアップをメイン会場の数台のテレビに中継するという目新しい手法で耳目を集めた。米国インディアナ大学の大学院を終えて、そのまま講師をしていた保母須弥也は、日大の同輩小山正宏とともに講演会場を訪れ、日本人のそれも若い歯科技工士が、ひとり米国の聴衆の注目を集めていることに我が目を疑ったのである。

保母は、帰国するとすぐに北正朋を中心とする福岡の歯科医療管理学会の十人足らずの集まりに呼ばれて焼付けポーセレンを紹介する講演を行った。(11) ポーセレン焼成炉の販売を手がける東京歯科産業がこれに注目し、すぐに東京で大々的に講演会を開催したのだが、この講演会が衝撃的な評判を呼んだ。キャッツとインディアナ大学のジョンストン教授（J.F. Johnston）とコネチカット大学のマンフォード助教授（G. Mumford）は、緊密に情報を交換しあう関係にあり、保母もまた留学先で間近に金属焼き付けポーセレンの臨床研究を見る機会があった。ポーセレンに高い関心をもっていた保母は急いだ。帰国後間もない六月に、ずばり『金属焼付ポーセレン』という書籍を出版した。本文わずか八五ページ、その半分は作業ステップの写真という簡単なものではあるが、おそらく世界で初めての金

(11) 菅野博康ほか：日本顎咬合学会設立30年をふりかえって．日本顎咬合学会30周年記念．咬み合わせの科学33増刊, 103-125, 2014.

属焼付ポーセレンに関する成書である。大学院を出てから一年足らず、帰国後四カ月足らずの早業だった。

米国において焼付ポーセレン用の白金系のメタルが商品化されたのは、これを遡る七年ほど前一九五八年ごろだが[12]、普及は早かった。保母は、「一九六二年頃の調査ではすでに歯冠補綴物の1／3を金属焼付けポーセレンが占める」[13]と書いているが、同じところで「実際に患者の口腔に装着できるような段階に達したのが、最近の4年間であるという」[13]とも書いている。額面どおりに読めば、最初に臨床応用されてからわずか一年で歯冠補綴物の1／3を占めるまでに普及したことになる。いくらなんでも、これは大げさだろうが、急速に普及していたことは間違いない。ただし、品質は粗悪で、依然としてピンレッジと呼ぶ針状の金属突起で陶材を留めるテクニックとどっちを選ぶかという程度のもので、そこに桑田の開発した真空焼成法が注目される理由があった。

翌昭和四一年には野心あふれる開業医が保母の周りに集まって保母研修同好会が発足する。村岡博、大矢政男、大津晴弘を中心に、そこに矢澤一浩、佐藤文悟《ぶんご》、成島盈二《えいじ》、市川公らが加わって核になったこの同好会が、ナソロジーの日本上陸の橋頭堡《きょうとうほ》となるのである。

(12) 吉田恵夫：金属に陶材を焼きつける方法．口病誌, 29: 117, 1962.
(13) 保母須弥也：金属焼付ポーセレン．医歯薬出版, 東京, 1965.

欧州をまわった昭和四〇年の年末に、桑田は一時帰国したが、それを聞きつけて、いの一番に桑田に連絡したのは石原だった。

石原の関心は金属焼付ポーセレンではなかった。金属焼付ポーセレンの開発をきっかけに、桑田はスカイラー、ストラスバーグ（G. Straussberg）、ワーグマン（S.S. Wagman）など名だたる補綴専門医と極めて親しく議論する関係にあった。(10) いずれもナソロジーとはグループが違うが、同様に咬合（occlusion）という概念を重視する補綴専門医である。しかも桑田は、北欧の補綴学関係者とも親交をもっていた。

しかし、帰国した桑田は、思いがけず居心地の悪い日々を送ることになる。愛歯技工士養成所創設者の鹿毛俊吾（一九二四年に後に愛歯技工専門学校となる歯科技工士養成所を世界に先駆けて設立した歯科医師）の庇護と援助を受けて渡米し、苦労の末、一躍スターとなって、故郷に錦を飾るつもりで帰国した桑田を待っていたのは、「出るな、語るな」と、強く自重を求める学校からの圧力だった。米国とはまるで勝手が違った。著名なドクター・スカイラーでさえ、ディスカッションとなるとまだ若く英語の上手くない桑田に向かって質問をした。桑田も、臆することなく、それに応じた。肌の色が違っても、専門知識を共有する者同士、お互いに敬意をもって話し合うことができた。日本では、そういう態度は思い上がりだと言われる。大学も出ていない一介の若い歯科技工士が歯科医師を前に講演すること自体が出過ぎたことだと、学校関係者は一様に桑田が人前で話すことを諌めた。帰国してからというもの、日々周囲からの重苦しい圧力を感じることになった。

石原は、桑田が帰国してしばらくすると、是非教室に寄ってくれないかと声をかけた。教室員の前で、フリーディスカッションをするつもりだったのである。しかし、運が悪かった。その日は、スタートしたばかりの月に一度の桑田を囲む歯科技工士の勉強会が予定されていた。恐縮した桑田が、それを理由に断ると、石原はしばらく考えて、そこに自分たちも参加させてもらえないかと申し出た。桑田は、石原のやや朴訥で丁寧な申し出に深い感動を覚えた。こうして歯科技工士の私的な十人ばかりの勉強会に石原教授以下、末次、田端、藍ら東京医科歯科大学の教室員の参加が実現したのだった。帰国以来、鬱々《うつうつ》と日を送っていた桑田にとって、これほど感動的な出来事はなかった。

この歯科技工士のグループは、昭和四一年に目黒の杉野講堂で桑田帰朝後初の講演会を開催し、その一、〇〇〇人を超える集客に注目した歯科器械輸入商社・白水貿易が名古屋と大阪で桑田の講演会を催し、[注]大きな反響を呼ぶものの、桑田は自分の活躍の場はこの国にはないと、失意のうちに米国に戻るのである。その年、ストラスバーグおよびキャッツと共著の金属焼付ポーセレンの設計デザインに関する論文[14]を米国の歯科補綴学会誌に発表する。米国に戻る桑田に対して、石原は「帰国したら医科歯科大学の教壇に立ってもらいたい」と申し出たが、石原に残された時間は短く、その機会はめぐってこない。

注：白水貿易の主催で、愛知学院大学（名古屋）、大阪府歯科医師会（大阪）で開催された。

(14) Straussberg, G., Katz, S., Kuwata M.: Design of gold supporting structures for fused porcelain restorations. J Prosthet Dent, 16(5): 928-936, 1966.

十一　渡欧

専門学校で石原と同級だった染谷成一郎は、開業してから大学に顔を出すことは稀だったが、同窓会の学術関係の集まりにでかけたときだった。たまたま大学の廊下で遠くに石原の姿を見かけた。すると石原は手を振るような仕草をして、大きな声をあげた。

「銅合金の資料あるから取りに来てください」

石原は、数年年上というだけでなく、学究の人であって、同級の者からみると、彼との間にはカーテンがひとつあった。しかも今では、補綴学の大教授である。ところが石原教授は、そのカーテンを自分から勢いよく開けて、声を掛けてくることがあった。そのとき渡されたのが、白表紙の歯科用金属規格委員会の報告書案だった(1)。

石原は、二年余りの歳月を費やして、これ以上ないというほどの長大な報告書案をまとめたのである。その労力は並々のものではなかった。この報告書案は保険導入が立ち消え

(1)　日本補綴学会編：歯科用金属の規格並びに銅合金に関する見解（第48回日本補綴歯科学会1964年　総括報告）．日本補綴歯科学会 歯科用金属規格委員会報告書案．1965.

になったために、刊行は見合わされ日の目を見ることはなかったが、教室でもっとも若い中尾勝彦（石原教室最後の大学院生で、後に尾道市歯科医師会会長）は、後に石原が教室員をつかまえて、その白表紙の報告書を指して「チーテルの何倍もやったよ」と残念そうに話していたことを記憶していた。

厚生省、日本歯科医師会、器材学会、保存学会と最強のタッグで実現するかにみえた銅合金の保険導入は、この報告書案をきっかけに中止に向かう。この報告書案がまとまったころ、口腔病学会（東京医科歯科大学の学内学会）で、銅合金の評価が争点になった。いつもどおり総山は、雄弁に臨床観察で金色の光沢があることを、数字を挙げて論じた。総山の新銅合金に関する論文[2]は、この年の初め、「米国歯科補綴学会誌」にも掲載されたのだが、意外にも質疑の手が挙がることもなく、会場は白々しい空気になった。沈黙を破ったのは学長の長尾だった。実際、長尾が何と言ったか出席者の記憶は曖昧だが、つまりは光っているというのは表面が溶けているだけで、それは有害性の証拠であっても安全性を示すものではないという報告書がでている。静かだが、断乎とした口調でぴしりと決めて長い論争は終わった。

その報告書案総合判定第九項は[1]、「以上により、どの点から考慮しても銅合金並びに新

(2) Fusayama, T., Hosoda, H., Nomoto, S., Nagaki, K.: A new copper alloy for dental use. J Prosthet Dent. 15: 118-128, 1965.

銅合金は、歯科用合金中最も劣等なもので、歯科用としては、如何なる目的に対しても不適格である。」と結ばれている。この間、日本補綴歯科学会長だった北村勝衛（一九四四〜六八年東京歯科医学専門学校、東京歯科大学教授、一九六三年日本補綴歯科学会長、一九七二〜八〇年松本歯科大学長）は、この一文はについて「心ある人の斉しい賞賛を博したものである。…氏に響鳴し、その熱意に動かされざるを得なかった（原文ママ）」と書いた。(3)

総山の銅合金推奨の一文から七年、寿郎が和に「銅に勝ったよ」と言って祝杯のビールを求めたのは、この口腔病学会の晩のことであった。

これに先立って、石原は昭和三九年三月には約一年をかけて保険診療のガイドラインをまとめ、昭和四〇年五月のこの歯科用金属規格委員会の報告書案につづいて七月には一〇大学の教育内容懇談会を発足させている。保険制度の問題など、学術的関心に留まらない広い視野をもっていたことで知られる日本歯科大学の多和田泰一教授（一九五七〜七二年日本歯科大学教授）は、この懇談会について「その当時の10大学で歯冠補綴及び架工義歯学教育内容懇談会を発足し、…これも教授の推進力のおかげである。」(4)としている。

こんな状態だから、この時期は石原に休日などほとんどなかったのだが、何がきっかけ

(3) 北村勝衛：石原教授を偲ぶ．補綴誌, 13(2): 32, 1970.
(4) 多和田泰一：石原教授急逝の報に接して．補綴誌, 13(2): 34-35, 1970.

だったかバラ作りに手を出した。忙しければ忙しいほど、寸暇を惜しんで遊びを始める癖があった。昼から会議のため出張という休日など、早々と起きて土まみれになって庭仕事を始め、十二時前になってシャワーを浴びてバタバタと出かけるのだった。バラ作りを始めると、次から次に挿し穂で種類を増やし、黒斑病だといっては斑点のできた葉を摘み、土だ、アブラムシの駆除だと休みなく働いて、気がつくと一〇〇種くらいのバラで狭い庭を埋め尽くしてしまった。けっしてバラ作りで憂さを晴らしていたわけではない。バラ作りはバラ作りで、本気だったのである。

風呂上がりに、傷だらけの手の甲を和に見せながら「患者さんに聞かれたんで『家内に引っかかれた』って言っておいたよ」と笑った。

このころ石原は、長く切望していた欧米旅行を実現するために着々と手を打った。まず、教室の田端恒雄をドイツに、末次恒夫を米国UCLAに留学させた。

そして、ようやく昭和四〇年の末から、教室の運営を吉田恵夫に任せて、外遊に出た。文部省在外研究員として、北欧はスウェーデンのマルメ王立医科大学（現ルンド大学）、北米はタフツ大学を拠点に、外遊はほぼ一年に及んだ。

この欧米滞在の一年を境に、石原教授の関心は一段と臨床の現実に向かう。そしてもうひとつ、「咬合」を歯学の中心課題に置こうと考えるようになった。

「1年外国にいましてね、いちばん知りたかったことは、各国の国民全体がどういう補綴を受けているか、ということでした。[5]」

日本は補綴を受けている率は世界でも高水準だが、標準的な補綴を受けている人は悲しいほどに少ない、何を措いてもその現状を改善することに力を傾注しなければならない。石原が心を砕くのは、学問でも教育でも医療制度でも、その実態であった。学術情報や制度は文献から得ることができる。いや、むしろ文献から読み取るべきものだ。しかし、目的は実際の現実を変えることだ。

「(スウェーデンでは)世界共通の補綴学的基盤からみて、正しいとされていることは、片よることなくすべて取り入れられまして、かなり高水準で一般の臨床が行われています。…使用金属は申すまでもなく、総て金合金でありまして、…よい材料は何でも使用する。[6]」

「第一は鋳造冠の歯頸部と歯肉炎の関係が、臨床的には極めて高い次元で討議されていること…、バンドクラウンなどは全然やっておりません。[6]」

しかし詰まるところ、石原の関心は日本の実態である。

(5) 石原寿郎, 柳田尚三 : 対談　ヨーロッパの補綴教育と臨床. 歯界展望, 29(7): 1388-1402, 1967.

(6) 石原寿郎 : スエーデンの補綴. デンタルミラー, 1967.

「日本の補綴、ことにクラウンブリッジについては、やっぱりきわめてよくないということは事実でしょう。その原因の大部分は日本の貧しさにあるといってよいでしょう。…それでね、過去3年ぐらいはこの標準以下の補綴をどうするか、ということがいちばん私にとって大きな問題だったわけです。…標準的なことが当然、歯科医の犠牲でなくできるような社会保険制度に変えたいということに結びつきます。」(5)

脇道に逸れるが、ここで引用した対談相手の柳田尚三（日本歯科大学教授）は、石原のような楽観論には与《くみ》しない。石原は、補綴の普及は歯科医師の博愛精神によるもので、補綴の質の低さは保険の報酬の低さに起因するというが、柳田は同意しない。

「私は保険制度のために補綴診療が非常に普及したのであって、これは日本の歯科医のヒューマニティが高いか低いかにはあまり関係なしに」むしろ「少しぐらい悪くったって、ともかくはいりゃあ、（診療報酬の）点数がとれるんだというような制度が、たまたま普及に拍車をかけたんであって、手放しで喜ぶべきことではない」(5)と歯科医の犠牲どころか、開業医の算術によって補綴が普及したに過ぎないと断ずる。どちらも想像の議論だが、説得力があるのは明らかに柳田のほうだろう。石原は、とにかく開業医に好意的である。好意というよりも、むしろ敬意を払っていた。その敬意が、目を曇らせることがあった。

石原は言う。

「クラウンブリッジを入れる場合に、まず歯石除去が正しくされて、歯肉炎があれば、何よりもまずそれが治療される。当たり前のことでしょう。それからごく基本的な咬合調整、軟化象牙質の除去、正しい根管治療、それから補綴に移る。恥ずかしいけども、私自身その点はなはだ足りないと思っておるんですよ。」(5)

これは北欧の臨床を知って、実感することだった。しかし、大学の縦割りの診療は、容易にそれを改めさせてはくれない。

「私の反省としては、今まで基礎的な研究に重点を置きすぎていて、こうした臨床面での実際的な努力がまだほんとうに少なかったということです。」(5)

石原の場合、反省は深い自責にまで至る。言葉以上に自分を責める。ここで基礎的な研究とは、下顎運動の研究であり、そこに重きを置きすぎたと断言する。

スウェーデンで大いに感化されたのは、咬合を各科横断的にひとつのテーマとして捉える咬合科の存在だった。

「咬合は歯学にとりまして、臨床的にも、基礎的にも最も重要な課題の一つでありますが、…。咬合とは上下歯列の接触関係のことでありますが、現在は咬合の意味が非常に広くなりまして、上下歯列の接触ということと関係のある、すべての機能的、形態的な現象を生長老化などの時間的な変化も含め、また歯周疾患、顎関節症などの病理的な変化との関連も含めて、考えるようになっております。」(7)

渡欧をきっかけに、下顎運動の研究から、臨床的総合的な咬合をテーマにするように軸足を転じたのである。

「咬合を一つの専門的立場だけから見ることなく、総合的に考えをまとめて行くということでありまして、既にスエーデンなどの北欧の諸国では二十年も前から、咬合科が一つの臨床学科として独立しております…」(7)

ちょうどマルメ王立歯科大学のポッセルト（U. Posselt）が一九六二年に“Physiology of occlusion and rehabilitation”（邦訳は約一〇年後に医歯薬出版から沖野節三監訳『咬合の生理とリハビリテーション』）を米国の出版社から刊行し、ミシガンのラムフォード（S.P. Ramfjord）とアッシュ（M.M. Ash）が、ずばり“Occlusion”（邦訳は覚道幸男訳『オクルージョン　咬合治療の理論と臨床』医歯薬出版）というタイトルの著書を一九六六年に刊行した。

スカンジナビアのポッセルトは下顎運動と歯の接触を守備範囲にしていたが、クロウポールセン（W.G. Krogh-Poulsen）やブリル（N. Brill）は咀嚼筋に注目し、ウベルク

---

(7)　石原寿郎：咬合序説　並びに下顎位について．デンタルミラー, 1968.

(T. Öberg) は顎関節の病理解剖、米国の歯槽膿漏学者の咬合学もラムフォードとアッシュだけでなく、歯の接触を研究するザンダー (H.A. Zander)、咬合と歯周組織疾患について研究するグリックマン (I. Glickman) がいるし、スイスにはミュールマン (H.R. Mühlemann) がいた。これに米国東海岸のスカイラーや西海岸のナソロジーの面々が盛んに臨床的な論文を発表する。そういう時代である。

後に、石原は、咬合学には補綴的立場のものと生理学的立場のものがあり、将来この二つの流れが一つになったときに初めて咬合学が完成すると語る。スカンジナビアの咬合科の研究と教育をみた石原は、補綴的な咬合学だけをもって咬合学と言うべきではない(注)と考えるのである。

帰国の翌年、この横断的な視野をもって「咬合に関する見解の種々相」(8)をまとめ上げ、これが大いに評判を呼ぶのであるが、話をやや急ぎすぎたようだ。

注：石原の生前の講演録音を元に没後三年を経て編まれた『臨床家のためのオクルージョン』(医歯薬出版)の「Ⅰ．まえおき」で、現在の咬合学の主流は、顎関節や歯周病学からスタートし、かみ合わせが生体に及ぼす影響に焦点をあてる「生理学的な咬合学」で、これと補綴学的な立場の咬合学が一つになったときに咬合学は完成すると述べ、自身の講演の趣旨がそのタイトルどおり「補綴的な立場から見た咬合」に限定したものであることを強調した。

(8) 石原寿郎，藍稔：咬合に関する見解の種々相，1 下顎位について，2.下顎運動について，3.咬合と歯の接触関係について．歯界展望，30:809-819, 31:13-21, 31:525-538, 1967-1968.

北欧滞在中の石原の休日に少しだけふれておく。

夏休みのことだが、オペラファンの石原が、ザルツブルグ音楽祭に出かけたことは言うまでもない。カラヤンが指揮だけでなく、音楽祭の芸術監督さらに歌劇の演出まで手がけた年だった。

さらに歌劇祭のハシゴということになるが、在独中の田端を煩わせて、『指輪』のチケットを手に入れて欲しい」と入手が難しいことで知られるバイロイト音楽祭のチケットも手に入れた。彼が「『指輪』のチケット」と呼んだのは、バイロイト祝祭劇場で『ニーベルングの指輪』四部作ほかワーグナーの三演目が七日間にわたって上演される、その七日間通しのチケットである。ワグナー家と折り合いが悪いまま長く指揮者を務めたクナッパーツブッシュ（H. Knappertsbusch）が急逝したあと、ピエール・ブーレーズ（P. Boulez）が初出演するこの年のチケットを運良く入手できたのである。ところが、好事魔多しというやつだろう、バイロイト行きの直前になって石原は風邪を引き込んでしまった。熱が下がらず、流感（インフルエンザ）が疑われた。バイロイト音楽祭は、真夏だが、劇場内に冷房はなく、男性はタキシード、女性はイブニングドレス着用が推奨される。「涙をのんで見送るよ」と言いながら、遠足に行けない子どものように感情を抑えられず、ほんとうに諦めきれない様子だった。

田端は、その様子を石原の二三回忌の挨拶で紹介したが、ナチスが讃えたワグナーをどうして石原先生があれほど聴きたかったのかわからないとコメントした。石原はもちろんワグネリアンではなかったが、オペラファンであれば、一生のうちに一度はバイロイト詣をしないわけにはいかないのである。

教室員の思い出話によると、「日本語のオペラ解説書からワグナーなどのオペラについて筆記し、彼の地に送ることもあった。航空便用の横長封筒に入る大きさに紙を切り、何枚も綴じたものに小さな字で解説を書き写し郵送した。(9)」

デンマーク王立医科大学の若い研究者だったクリステンセン（J. Christensen）（一九八二～ President of Danish Society for the Study of Prosthetic Dentistry, Technology and Oral Physiology）は、父親が石原と親交があったために、この日本の研究者が長く自宅に滞在したのだが、その人はドイツ人が舌を巻くほどにドイツオペラについて詳しく、若い自分たちにその楽しみ方を丁寧に教えてくれたと語っている。(10)

どうも、このエピソードは、教室員たちが解説書を手書きして送ったことと、表裏の関係にありそうだ。

(9) 河野正司，大石忠雄：石原教授と咬合研究（第6章），in Cr-Br咬合のルーツ　Gnathologyと対峙した石原咬合論・顆頭安定位と全運動軸．医歯薬出版，東京，2013.
(10) personal comunication

オペラだけではない。ミケランジェロの彫刻をこの目で見たいという欲望を抑えがたく、フィレンツェのバルジェッロ美術館、アカデミア美術館を訪れている。ヴェネツィアにも美学校（アカデミア）に由来する同じ名前の美術館があるのだが、ヴェネツィアに観光に行くのではなしに是非アカデミアに行きたいと言ってヴェネツィアを訪れた。そこには石原が何よりも好んだティントレットが多く収蔵されていた。

「古いものから近代美術まで実に該博な知識をもって居られたが、もし本物を一点手に入れられると仮定したらという話のときに『私はチントレットを選ぶね』、たしかにそう言われたのを覚えている。」[11]（高野鉄男）

近代のものではとにかくゴッホが好きで、アムステルダムの国立美術館と市立美術館はもちろん、ゴッホのコレクションで知られるクレラ＝ミューラー美術館にも足を伸ばしている。

昭和四一年暮の箱根、陶歯陶材を製造販売する松風が主催する集まりが石原の帰朝報告会というかたちで開かれた。金子一芳《かずよし》（一九五五年～東京都中央区開業）は、帰朝報告会の話を耳にして、河邊清治に「連れてけ、連れてけ」とせがんだという。当時、前歯部ブリッジの支台装置

(11) 高野鉄男：ジャパニーズ・マンリー 石原寿郎先生を想う．東京医科歯科大学十六回生二十周年記念誌, 同編集委員会, 東京, 1970.

にはピンレッジという技法が使われていたが、そのピンレッジに関する論文[12]に、金子は大いに興味をそそられていたのだが、大学の壁を越えて話が聞けるチャンスは少なかった。「材料懇談会で、…話されるとのことを聞き、会員でもないのに河邊先生の鞄もちということで同行させて頂いた。この夜の感動はいまだに昨日のことのように記憶している。石原先生のとつとつとした話術と、海外の素晴らしい臨床例が、その後のわれわれの進路を決定づけた。[13]」

河邊は、大学を辞めて銀座で開業していたが、金子らスキー仲間がそのオフィスに押しかけて臨床の疑問を訊ねることが日常となり、それが発展して、勉強会を始めていた。これが後に知られるスタディ・グループ火曜会である。

日本に帰ってからの石原は忙しかった。ところが身の回りが忙しいと、かえって自分から忙しくしてしまうのは、そういう性分だったのだろう。代々木の自宅に、しばしば教室員を呼んで、和が手料理を振る舞った。食事が終わると、決まってレコードを聴かせた。もちろん解説付きで、その解説が作品についても、指揮者や演奏家についても、本格的なものだった。

(12) 石原寿郎：前歯部ブリッジの支台装置，ことにピンレッジについて．GC臨床シリーズ22，而至歯科工業，東京，1966.

(13) 金子一芳：火曜会の20年　あるスタディ・グループの歩み 火曜会1980．GC臨床シリーズ56，而至歯科工業，東京，1980.

だれかが、オペラは総合芸術だから奥が深いと言うと、

「こんな簡単なもんはないよ。ことばじゃない。感性で聞くんだよ」とむきになった。

「俺は耳人間だよ」自分の耳を指差しながら、そう言った。

「邦楽には邦楽の楽しみ方があるんだが、西洋音楽はね、あの和声と連続音だよ。だから、楽器としては人の声が最高だ。そこにものがたりがあるんだから、何と言ってもオペラだよ」

こういう調子だから、教室員は誰も彼もほとんど例外なくクラシックファンになってしまうのだった。

あるときどういうきっかけだったか、フォーレのレクイエムを繰り返し流し続けた。この世のものとは思えない清らかな和声に皆が酔いしれていると、石原は、だれに言うともなく静かに言った。

「俺が死んだら、これをかけてくれ」

ふざけた口調でなかったので、だれも言葉を返すことができず気まずい空気になったが、わずか二年後にそのような日が実際に訪れるとは、だれも想像できなかった。

年が明けて、補綴歯科学会の役員の集まりがあった。そこで学会長の河邊が石原を理事に推薦したのだが、河邊が述懐するところ、「このままでは理事は受けられないと、あの朴訥な発言法でくい下がって来られた。[14]」

予想外のことだった。諦められない河邊はその晩、石原を食事に誘った。

「…今日では基礎的研究については大体外国なみになって来たが、一般の臨床面にはまだ劣ることが多い。…これからの補綴学会は基礎研究と臨床指導との二本だてて運営していかなければならないと夜遅くまで話合い、実は私もそれをやりとげたい為先生を理事に推薦したのだと話すと、こころよく理事を引受けられ、次の理事会には先生自ら会則の改正案の起草を引受けられた。[14]」

この臨床重視の学会の改革は、石原の「直言的な発言に抵抗を」示す者もいて難渋したのであるが、結局、翌年から補綴学会の大会運営は基礎研究と臨床研究の二本立てに変わった。

臨床家にも補綴学会に参加してもらおうという構想のために、石原は有力な臨床家に積極的に声をかけた。開業医に対して補綴学会への参加を促しただけではない、開業医を教

(14) 河邊文献：石原君の霊にささぐ．補綴誌, 13(2): 41-42, 1970.

室に講師として招いて教室員に話を聞かせた。とかく歯科の手仕事を軽視し、臨床よりも研究を重くみる教室員に、臨床のおもしろみを理解してもらいたかった。片山豊らの年配者ばかりでなく、若い開業医も招いた。海老澤嗣郎や丸森賢二らである。海老澤は、当時まだ四〇前だったが、優秀な補綴家というだけでなくアマチュア天文学者としても知る人ぞ知る存在でもあった。石原はそういう点にも興味をもった。若い開業医が議論に参加することを歓迎し、丸森賢二や染谷成一郎などが、抄読会に参加するようになった。

スタディ・グループ火曜会の金子一芳は、昭和四二年の後半に東大の口腔外科に在籍していた網代弘文らの伝手《つて》で田端恒雄を通じて石原教室の抄読会に参加を許された。

「多くの優れた臨床家が、教室の抄読会で講演をされ、その一つ一つが身近な問題だけに、大きな刺激となった。[13]」

教室では、フランス帰りの佐々木八郎を札幌から講師に招いたことがあった。佐々木は、東京医科歯科大学を卒業して昭和三四年にパリ大学に学んだ変わり種で、昭和四三年には北海道大学の補綴の非常勤講師になっていた。

佐々木は、知的好奇心に溢れていた。後年、当時を振り返って言う。

「当時は日本の大学ではまだ鋳造冠を教えていなかったので、鋳造冠の勉強にアメリカに

行って、ナソロジーに出会ったり、オーストラリアへベッグ法の矯正を勉強に行ったりしていました。」[15]（佐々木八郎）

講演の翌日、教室員の雑談に石原が加わって、佐々木の講演についての話になった。

ふと、呟きが聞こえた。

「金持ちの治療ばかりしていればいい仕事はできるよ。」

しばしば洋行するという佐々木に対する妬ましい気持ちがふと言葉に出たのだろうが、石原は、呟き声のほうを振り向くと、激しい口調で叱責した。

「せっかく北海道から二日も休んで来て下さっているのに、そんな失礼なこと言うもんじゃない」

普段もの静かな石原の突然の激昂に、教室員は凍りついた。呟きの主は田端だった。田端には田端の思いがあったろうが、開業医の苦労を本気で慮《おもんぱか》っている石原には許せなかった。質の高い治療をしようとすれば、開業医は身を削らなければならない。石原は、そう理解していた。

「1日100人くらい患者さんがいて、その合間にどんどん新患が入ってくるという状態」だったので、「6時頃小樽から汽車に乗って…自分でまず技工をやって、それから診

(15) 佐々木八郎：History 私の開業1日目Web版スペシャル 佐々木八郎先生．3Mデンタルプロファイル, スリーエム ヘルスケア, August 2008.

療を六時までして、夜はまた技工をやって、一番最終の汽車で帰るような毎日でしたね。」[15]
(佐々木八郎)

実際、佐々木は当時を振り返ってこのように語っているが、これは遮二無二《しゃにむに》診療の質を維持しようともがいていた当時の臨床家共通の仕事ぶりだった。

石原のほうも、特別な予算などなく、話をしてもらう臨床家への謝礼に困った。あるとき中尾を呼びつけると、米国から持ち帰った口腔内撮影用のミラーを手渡して言った。

「加工してくれるところを探してくれ。」

持ち帰ったミラーのサイズを日本人用にひとまわり小さくコピーして、これを講演のお礼としたのである。

佐々木の場合は珍しく同窓だが、石原は他校の卒業生を積極的に講師に招いた。

「50年も歴史があるのに、この学校からは不思議なくらい臨床家が育っていない」石原は、教室員を叱りつけるような口調だった。自分の指導する教室員が研究熱心なのはいいのだが、臨床に没頭するところがない、それに腹が立つのだ。

石原の同級生には、平沼謙二のほか、石岡靖（一九六七～九三年新潟大学歯学部教授）、長田保（一九六四～九三年神奈川歯科大学教授）、和久本貞雄（一九六九～七九年東北大学教授、一九七九～九一年昭和大学歯学部教授）など大学教員として名を残した者が多いが、もちろん同級生のなかにも「臨床家が育っていない」わけではなかった。なかでも石原の同級生だった山根通裕、染谷成一郎、駒橋秀光らは月に一度の定例の勉強会をもっていた。第四土曜日に開くので「四土会」と称した。山根は、石原が臨床医として一目も二目も置くドクトル原田（原田良種）のところに勤務していた。染谷らは、同級生のよしみで帰国したばかりの石原に、その「四土会」での講義を頼みたいと声をかけた。帰国早々のこと、さすがに引く手あまたではあったが、石原は臨床家のこういう申し出は断らない。月に一度、夕方六時に食事をとってから午前零時前まで、これを半年間続けるというハードな講義のスケジュールを自ら提案した。自分を自ら講義の約束に縛ったのだ。大学、学会、歯科医師会、業者の講演依頼などが重なる中で、一度も約束を違えることなく、毎回五百から六百枚のスライドを使って、目下の咬合の問題を語った。毎回五時間近い話になるのだが、疲れた様子も見せず「話すと頭の中が整理できるよ。ありがとう」と意気軒昂だった。文字どおり、言葉を選んで訥々と話し、質問を求め、また訥々と話しながらしばし沈黙し言葉を選ぶ、これが八月十八日に札幌医大で開かれた日本口腔外科学会の特別講演の準備となり、さらにこの特別講演の記録を元に藍稔の助力を得て開業医向けに「咬合に関する見解の種々相」としてまとめられることになるのである。

「種々相」は、「咬合は歯学臨床各科においてそれぞれの治療目的に応じて重要視されているが、立場の相異によって必ずしも見解が歯学全般で一致しているとはいえない。(16)」という一文で始まる。歯学臨床各科で異なる位相で理解されている咬合というものを俯瞰《ふかん》する、「見解の種々相」とは、そういう意味の標題である。咬合の問題を「共通の基礎」すなわち大局に立って考えようというのである。

たとえば下顎位を表す用語ひとつ、立場によって様々に使われているので、思弁的に語義解釈をすると、大局を見失う。

「centric という言葉を用いても、centric occlusion は通常咬頭嵌合位、矯正学でいう安定咬合位を意味し、centric relation は顆頭の前後的な最後位をあらわしてその位置は別であり、事実、centric relation は最後位であって centric ではない。(16)」

あごは、円でも球でもないので、かたちの上での中心などない。顆頭も拳骨様の形態で同様である。頭蓋に対して前後左右に偏りのない下顎の位置、言い換えると歯の型を咬合

(16) 石原寿郎，藍稔：咬合に関する見解の種々相，1 下顎位について．歯界展望, 30: 809-819, 1967.

器へ移し換える際の前後左右に偏りのない位置を中心（centric）と言うべきである。中心位（centric relation）は、このころの定義では、顆頭が最後位で蝶番運動の中心で、かつ自由に動きうる下顎の位置であるが、語義からその位置が中心と思われがちであった。とくに関節に重きを置く考え方では、そういう勘違いが起こる。中心位は、再現性のよい位置で、参照位であるため、中心であると思われやすい。敢えて centric relation（CR：中心位）は centric ではないと、石原がレトリカルな表現をとった所以である。

「CRは中心ではない」というツボを簡潔に押さえた議論は、「種々相」後、五〇年近くになるが大勢において忘れられたままである。このようにタテ（歴史的）にもヨコ（専門分野間）にも俯瞰した用語の整理ができれば、米国補綴歯科学会がしたように「CR」の定義[(17)]を二転三転させ、七つにも八つにも増やし、果ては消したり書き込んだり狼狽《ろうばい》を演じることにはならなかっただろう。用語はものを考える道具であって、護符《ごふ》でもご神体でもない。言うまでもなく石原が重きを置くのは目の前の患者である。患者は大学の講座ごとに存在するわけではなく、学派ごとに存在するわけでもない。

(17) The Academy of Prosthodontics: Glossary of Prosthodontic Terms 2nd ed. ～ 8th ed., J Prosthet Dent, 1960 ～ 2005.

札幌医大の特別講演の少し前に、再び柳田尚三（日本歯科大学教授）が聞き手となった石原のインタビュー記事が雑誌に掲載されたが、このインタビューは、石原の「咬合の問題は非常に広範で、とても私などどいう資格もないわけなのですけれども」(5)とひどく謙遜した語り口で始まる。ここで顎関節症、歯周疾患、補綴的リハビリテーションを含むスカンジナビアの咬合科、米国の歯周病学、カリフォルニアのナソロジーの大きく三つの学派があることを紹介するのだが、柳田が「N.Brill なんかは…、これは、Krogh-Poulsen の派にはいりますでしょうか。」と尋ねたのに対して、「〝派〟とか、あんまりそういうことはいってはならないと思いますね。学者はそれぞれ自分の立場をもっていますから。」(5)と、思わず柳田が鼻白むような答え方をしている。こういうところが「冗談のなかなか通じない人だった」(18)と言われるのであろうが、「N. Brill 教授は今スカンジナビアでは神経筋と咬合について一番活発に研究している人（石原）」(5)と敬意をもっているから軽々に〝派〟などとラベリングすることを嫌うのである。

スカンジナビアの大学では、「20年も前より咬合科が臨床学科として独立し、咬合に関する教育、臨床、研究が1つの場で行われている。…咬合とは、上下歯列の咬み合わせの

(18) 林都志夫：編集を終って．追悼特別号, 補綴誌, 13(2), 1970.

ことであるが、昨年米国の歯槽膿漏学会で神経、筋の機能による咬み合わせと定義されたように、現在咬合に関する神経、筋の生理が非常に重要視される傾向にあり…」(16) たんに機械的に位置や形態を論じる時代は終わった、と石原は考えていたのである。

十二　種々相

ここで「種々相」の中身にふれるが、歯科を専門としない人には、再び少々退屈な話なので飛ばしてもらっていい。ただ、歯科を職業とする人には、是非読んでいただくことをお願いする。

「種々相　1下顎位について」[1]は、関節による下顎の位置（顆頭位）と歯列の嵌合によって決まる下顎の位置の関係について、様々な分野の議論を整理し、それを実証的に評価したものである。まず、用語の混乱を正して全体像を示したうえで、中心位と咬頭嵌合位それぞれについて機能的意義と解剖学的な位置と臨床的意義を各論的に丁寧に説明している。

やや繰り返しになるが、石原は「下顎運動を最も大きく規制する因子として顎関節の形態学的検討の必要なことは当然であり…。これは精密化された運動測定法の陥り易い誤り

(1)　石原寿郎，藍稔：咬合に関する見解の種々相，1下顎位について．歯界展望, 30: 809-819, 1967.

を大局的に是正する点でも価値がある」[2]と解剖学的な見直しの必要性を数年前から見通していた。

「咬合の議論は、いまタコツボに入っているんだよ。頭で作り上げた論理の中で精確さを追究しているだけだ。俺は、そのタコツボから歯医者を引きずり出してそのタコツボを塞いじゃうよ。5年以内に勝負をつけてみせるから」

時代は遡るが、博士課程を終えて助手に採用したばかりのSをつかまえて、石原はこう言った。Sは、米国ロチェスター大学への留学が決まっていた。院生二人の諍いが絶えず、教室内に不要なゴタゴタを起こすよりは、思い切って外に出すのがいいと考えたもので、本人の強い希望があったわけではなかった。

「タコツボに入っている」

このときSが頭に描いたのは、タコを捕るための漁具ではなかった。タコツボとは、中国大陸で日本軍が多用した敵から身を隠すために縦に深く掘った一人用の塹壕《ざんごう》である。ここに歩兵銃と爆弾を抱えて潜み、戦車が偶然にその近くに向かって来るのを待ち続ける。爆弾とともに飛び込んで自爆することを意図しているが、いざ敵が来ると、出れば撃たれ、出なければ戦車に踏み潰される。タコツボに身を隠しているのは、臨床のための理論のよ

(2) 石原寿郎：下顎運動に関する最近の研究（総説）. 口病誌, 30: 81-99. 1963.

うに見えて臨床の目的を忘れて精密な器具操作に熱中し、そこに立てこもっている歯医者である。当時、海外の雑誌に続々と掲載されていたのは、科学的な方法論を無視した咬合理論だったが、それをタコツボに潜む兵隊になぞらえたのであろう。

「教義のように奉っているが、それは教義が彼らの独善的な振る舞いに説明根拠を与えてくれるからさ。必要がなくなったら、彼らは簡単に教義を捨てるよ」

ある考え方を「教義のように奉る」ことは、石原の考える学問的態度とは相容れない。

「精密の高いデータが次々と発表される傾向がつよいが、これが研究をどのような方向に導いて行くか、…何か徒に複雑精巧な装置を用いて、ただ細かいデータに追い回されているに過ぎぬといった感じがしないでもない。」(3)

理想的な下顎の位置を基準に歯のかみ合わせを新たにつくろうとすると、そのかみ合わせには限りなく高い精度が求められる。

これはちょうど精神疾患の治療とよく似ている。精神科医はいったん精神病として患者を受け容れると、精神病の症状が完全になくなるまで治ったと言わない。いったん精神科に入院すると、症状が完全に治らないかぎり退院は望めなくなる。健康な人間だって、ときどき気分が落ち込んだり、腹が立ったりするが、いったん入院すると、ちょっと感情抑

(3) 石原寿郎，長谷川成男：下顎運動と咬合器，その一序論．日本歯科評論，247: 1-5, 1963.

制がきかないだけでも精神病の徴候にされてしまう。つまり軽度の精神病をつくっているのは、理想的な健康という医師の幻想だと言えないこともない。歯科も同じで、普段はひどいかみ合わせで平気で生活しているのだが、かみ合わせの治療になったとたん、理想的な状態が規準に持ち出される。

石原はしばしば、理想的な状態について「ある幅の中に入っていればいいんだ。人間はそんな機械みたいなもんじゃないよ」と言った。

しかし、わが国では、咬合学は、この後石原の意図からは遠く離れてあたかも中世神学において、針の先で天使は何人踊れるかと論争を続けるように、スコラ学として純化されていくのである。

石原は帰国後、「咬頭嵌合時の顆頭位」の診断法を確立する前段階として解剖学に戻ることを考えた。これを大学院生の大石忠雄《ただお》（一九六四〜六八年 東京医科歯科大学大学院在籍）に担当させた。解剖は、実直で地味な大石にふさわしい研究課題だった。新鮮屍体の観察から解剖学的に顆頭の安定した位置を探らせたのである。ここで見出されたのが、世に知られる大石の「顆頭安定位」である。

「ある夜10時頃、2階の教授室から半地下となっている1階の便所の隣にある研究室に顔を出した石原は、大石から新鮮屍体の柔らかい顎関節を見せられた。下顎頭は常に下顎窩に接触しながら動き、再現可能性をもった運動を示すことに感激し、新しい発見がさらにあれば夜中でも見に来るから連絡してくれ…。」(4)

顆頭（下顎頭）が関節窩の中で円板を介して緊張なく安定する位置があり、その位置は関節包靭帯を切断しても再現性があった。ここに力を加えれば後方に動き、力を抜くとこの位置に戻るので、中心位の顆頭の位置を確認することもできた。このことが世界の常識となるのは、なお二〇年ほど待たなければならないが、(5)「一番よくわかっている君が命名しなさい」(4)と石原に言われて、大石はこれを顆頭安定位と名付け、「種々相1」とほぼ同時期に発表(6)したのである。

ちょうど同じ時期、石原の八月の札幌講演の一カ月前に、保母須弥也が歯科医療管理学会で「オーラル・リハビリテイション」をテーマに延々三時間に及ぶ特別講演を行った。保母はこのとき三〇歳になったばかりである。このときの記録が歯科医療管理学会誌に三六ページに及ぶ講演録として一挙に掲載されたのは、「種々相1」が歯界展望に発表さ

(4) 河野正司，大石忠雄：咬合を再構成する下顎位（II）顆頭安定位と石原咬合論．補綴臨床，45(5): 484-503, 2012.

(5) The Academy of Prosthodontics: Glossary of Prosthodontic Terms 5th ed. J Prosthet Dent, 58: 713-762. 1987.

れた翌月のことである。(7)

歯科医療管理学会は歯科診療所に経営学の導入を進め、医院経営の近代化を進めた学会だが、その活動で診療予約を前提に診療を進めるアポイントメントシステム、診療所ユニットのレイアウトにあたっての動線分析が瞬く間に歯科の標準になった。学会の創設に加わった慶應の経済出身の木下隆治が、「あなた方はドクターです!」と開業医を持ち上げて、たんなる歯科医師から病院経営者へと脱皮を促す医療管理セミナーを各地で開催したことで知られる。法的には、病院ではなく診療所なのであるが、病院という表現が好まれた。このころの歯科医師には、まだ多分に手仕事職人的な気分が残っていたが、木下のメッセージはそれを払拭するものだった。

石原の教室では、若い山田が医療管理学会に出席して保母の講演を聴いていた。

「すごいですよ、僕といくつも年が変わらないんですよ。」

山田は、広告チラシの講演者履歴を同僚に見せて、感心してみせた。それはある種の妬みを含んでいた。米国から帰国するなり金属焼付ポーセレンの著書を出版し、講演を重ねる保母の噂を知らない教室員はいなかった。しかし教室の幾人かが、桑田が一時帰国していたときに、石原とともに桑田を囲む歯科技工士の勉強会を訪れ、金属焼付ポーセレン真

(6) 大石忠雄:下顎運動の立場よりみた顎関節構造の研究. 補綴誌, 11: 197-220, 1967.
(7) 保母須弥也:オーラル・リハビリテイション. 歯科医療管理学会誌, 1(3): 13-48, 1967.

空焼成法の開発について詳しく聞いていたことはすでにふれた。このためか、教室員たちの間には、すでにこのとき保母に距離をおく空気があった。

保母は、金属焼付ポーセレンのときと同じ歯科医療管理学会で、日本で初めて本格的にオーラルリハビリテーションを紹介することになった。このことがその後のオーラルリハビリテーションの行方に大きな影響を与えることになる。昭和四五年以降の咬合に関する議論は、保母の影響なしには語れない。そればかりか、自覚するか否かは別として、この時代の保母の議論は二一世紀の現在まで影響の尾を引きずっている。このため、ものがたりの脈絡を壊して詳しく、保母の議論を歴史的に跡づけておかなければならない。

保母には、複雑な問題を大胆に簡略な図式に還元する編集の才があった。この初めての長大論文で、その才能を如何なく発揮しているが、コンピュータで本をつくる時代ならいざ知らず、その後わずか一年で九〇〇ページに及ぶ同名の大著を上梓してしまうのである。このころは、文字組みこそ写真植字ではあったが、印画紙をネガフィルムにして、これを感光液を塗った亜鉛板に焼き付け腐食させて凸版を作っていた。それを九〇〇ページ分つくるだけで、膨大な労力とスペースを要する。その本がわずか数ヵ月単位で増し刷りを重ねることになった。

保母の医療管理学会講演「オーラル・リハビリテイション」は、この後長く、咬合に関する言説に影響を与え続けるので、ここで簡単にふれておく。ここでの議論は、一年後の著書では否定されるのであるが、その後再び復活し、歯科医療分野に大きな影響を与えると同時に、「咬合」と口にするだけで、あたかも呪いにかけられたように歯科医師を呪縛し続けるのである。

まず用語の定義だが、「顆頭が関節窩の最後上方に押さえつけられた状態」の下顎位を中心位（CR）と呼び、上下歯列が嵌合して安定した下顎位を中心咬合位（CO）と呼ぶと定義を確認するところまでは一般論である。

「さて、いま安静位と中心咬合位と中心位という三つの異なった下顎の位置のあることを先生がたにお話しいたしました。おそらく先生がたは、私の講演にたいへん退屈され、あるいは失望されたかもしれません。…しかしながら、いままでの話は、私がこれからお話ししたいことのまくらにすぎない…。」(7) たしかに、ここからが斬新なのだ。

このCOとCRはほとんどの人で一致しない。ここで一致しないでよいとする学派、反対に一致させるべきだとする学派、広い中心位を主張する学派の三つに分けられると、大胆に断じる。COとCRは下顎の位置であるが、同時に臨床医にとっては患者に咬合紙をかませて歯に印記された点が目に浮かぶ。COが赤、CRが青の点であるとすれば、赤と青の点が別々でよいとするグループ、赤と青の点がぴったり重なるべきであるとするグループ、青がやや広がりをもって赤の点に重なればよいとするグループに分かれるわけだ。

二つ目のCOとCRを一致させるべきだとするのがナソロジー学派で、一致していないものは、患者の自覚症状の有無にかかわらず病的な咬合である。保母自身の調査では、日本人の約九八%が病的な状態にあるという。極めて単純で簡明である。こうなるとオーラルリハビリテーションは、患者のかかえる問題を解決する手段ではなく、もうそれそのものが目的になる。

「このナソロジー学派の人たちにいわせますと、この中心位咬合の咬合状態を追求することこそ歯科の究極の目的…と述べているわけです。」(7)

こう書くのは、だれあろう保母本人である。保母は、あくまでも局外に立っているかのように、オーラルリハビリテーションを紹介する。

保母は「理想的な咬合の第一条件」（CR＝CO）を前提にして、さらに補綴的な理想咬合像を論じた。

ここでも学者たちを三つに分ける。右でかむときに左の上下の歯が接するバランスド・オクルージョン、前歯と奥歯が互いに保護しあうミューチュアリー・プロテクティッド・オクルージョン、右の歯でかむときに中切歯から最後臼歯まで同時に均等に接触するグループファンクションの三つである。二つ目が、現代のカリフォルニアのナソロジー学派の主張である。ナソロジー以外の学者にとっては「理想的な咬合」の前提がまるで違うのだが、ここではその問題にはふれない。

保母は、さらにオーラルリハビリテーションの術式によって、学者を四種類に分ける。精密な咬合器を必要とするグループ（カリフォルニア・ナソロジー）、犬歯の機能を正しく再現すればよいとするグループ、半調節性咬合器で広いセントリックを与えるグループ、咬合器以外のインスツルメントを使うグループの四つである。

「Stuart と Stallard は、補綴学的な理想咬合像としてミューチュアリー・プロテクティッド・オクルージョンを支持し、McCollum と Granger はバランスドオクルージョンを支持しています。同じように精密な術式を推奨する学派でも、研究者によってこのような、相異のあることを注目していただきたい」

おそらく、この辺になるとほとんどの聴衆は理解困難だったに違いない。そこに聴衆がだれも見たことのない複雑な装置を次々にスライドで示す。スチュアート・インスツルメントとグレンジャー（E.R. Granger）のナソレーターとの違い、パントグラフの記録、トーマス（P.K. Thomas）のカスプコーンテクニック、パンキー・マン・インスツルメント、そしてフェイスボウであると同時に咬合器でもあるトランソグラフの写真をみせて、「日本で買えば…200万近い値段になる」と聴衆を驚かす。

そして「私のような浅学非才の人間が、こうした権威のある学説をどれがよくて、どれが悪いという具合に簡単にいいきるのはどうかと思います。しかし…」と断っておきながら、なかなか辛辣なコメントを披露したのであった。パンキーとマンのテクニックは「かびのはえたモンソンの円錐説が基盤になっている」から解せない。スカイラーのテクニックは「今一歩精度に欠ける」。マッカラムとグレンジャーは、「バランスド・オクルージョン一点張りの感があり」、スチュアートとスタラードの方法はわが国にはほとんど紹介されていないが、手間と時間がかかってハイチャージになる、(7)云々。

この保母の「オーラル・リハビリテイション」の講演は、新しいもの好きの開業医の間では大評判になったが、石原教室では、意図的に避けられた。保母の解説は、わかりやすさを求めたためだろうが、言葉の説明であって、原理の説明ではない。石原の研究は、臨床的な目的、言い換えると個別の患者に適した答えを得るための基礎研究であって、あたかも煉瓦を丁寧に積んでひとつの構造物をつくるように、一つひとつ実証を積み重ねて学説を構築してきた。いかに遅々たる歩みであっても、実証性をないがしろにしたものであってはならない。保母の講演には、そのような研究者としての矜持《きょうじ》はひとつも感じられなかった。要領よく受けを狙って説明を変える。それがまたあまりにも明快なので、自分たちの慎重さが踏みにじられ、辱《はずかし》められたような印象を受けた。

ある意味で軽薄に語ることを自分の役回りだと開き直っていたからだろう、山田が、保母の「オーラル・リハビリテイション」について口を開いた。

「要するに彼の解説は、世界をナソロジーかそれ以外のものに分けるんです。CRと一致しないCOを全部つくり変えるなんて、何の根拠もありませんよ。だって、CRはただ再現性がある最後方の参照位でしょう。」

ひとりで怒ってみせている山田に、言葉を返したのはやはり山下だった。

「山田先生が言うとおりだと思いますよ。」

この年の十一月に石原は「種々相」で、そこのところをかんで含めるように丁寧に書くが、それを読むまでもなく、山田の言うことが教室内の常識だった。

「山田先生は『プロクルステスのベッド』という話を知っていますか。」

山下はこんなふうに話を高いところにもっていくのがうまい。この教室では、こうした教養が好まれたが、山田のもっとも嫌う展開だ。おそらくギリシャ神話だろうが、知るはずもない。山田は曖昧に頷いた。

「プロクルステスは隠れ家をもっていて、通りがかった人に巧みに声をかけて、隠れ家に連れて行き、寝台に寝かせるんです。もし相手の体が寝台からはみ出したら、その脚を切断する。逆に寝台の長さに足りなかったら、サイズが合うまで、体を引き伸ばす拷問にかける。だれひとり拷問を免れる者はいません。実は、プロクルステスは相手の背丈を目測して、寝台を伸ばしたり縮めたりしていたんです。このプロクルステスの恐怖の医療を終わらせたのは、テセウスです。テセウスはからだが小さく、彼は自分の小さなベッドに合うように、プロクルステスの頭と脚を切り落としてしまったというわけです。」

山下の話が、「理想的な健康体」というものについての寓話であることは、山田にもわかった。

長々と保母の「オーラル・リハビリテイション」を紹介したが、「種々相」とほぼ同じ時期に発表された咬合に関する総説でありながら、その主張、内容、論理はまったく対照的だった。

翌年一月号に発表された「種々相2」の主題は、下顎運動であるが、ここでは顎関節の下顎運動に対する意義、とくに「下顎位」の場合と同様に、解剖学に戻って運動との関係が論じられた。

河野は、断層エックス線写真によってヒンジアキシスの顆頭上の位置を特定したうえで、次に顆頭上の点の運動軌跡を測定していた。ナソロジーの蝶番運動軸理論の意義は、回転中心（中心位）を求め得ることと、「この軸によって下顎全体としての運動を回転rotationと移動translationに分離し得ると考えることである。ただし、後者に関する実証は従来まったく行われていなかった。(8)」元来、ナソロジーの理論には実証的根拠は乏しい。「Gnathologyの特色は理論だった研究よりも臨床実践であって、このために複雑な顔弓すなわちパントグラフと咬合器が開発された。(8)」

(8) 石原寿郎，藍稔：咬合に関する見解の種々相，2.下顎運動について．歯界展望，31: 13-21, 1968.

蝶番軸の考え方は古くからあったものだが、フェイスボウ（ヒンジロケーター）を使って回転軸を求めるテクニックを完成したことで、蝶番軸を目に見えるものにした。ここにマッカラムの独創があった。これで模型を咬合器に付着する基準が決まった。その次は、咬合器上で模型を動かすのだが、動かして開閉する操作をするためには、移動と回転を分けることができなければならない。ところが、蝶番運動軸は移動すると回転軸ではなくなる。

河野が指示されたのは、回転と移動を分離できる顆頭上の特別な点を求めることだった。このために暗室の中で連続して発光するストロボを使う石原教室伝統の手法で、健常者の顆頭の動きを測定するのである。ただし、この研究では、顆頭の中のどの点がどのように動くかに注目する。一人ひとりの被験者の顆頭付近の一二〇の点を測定する気の遠くなるような研究である。二〇人を越える被験者の顆頭の点を測定することになったが、最初の被験者は院生の中尾だった。開閉口しても幅をもたない軌跡（矢状面）を描く特定点があれば移動する軸と考えられる。石原は、辛抱強く正確に測定し続けることを河野に求めていた。佐久間の研究で(9)、もう数年前から予測はついていた。ホームランはないかもしれないが、ヒット程度の結果が必ず出ることはわかっていた。

(9) 佐久間孔毅：マルチフラッシュ装置による有歯顎の前後および開閉運動の研究．口病誌, 26: 1511-1536, 1959.

ちょうど札幌の口腔外科学会で石原が特別講演をした八月のことだった。河野は、「日中に測定した切歯点部の下顎運動ディジタルデータを読み取り、その夜にセットし一昼夜計算機に計算させて、翌早朝から算出した下顎頭点データをグラフ用紙に一点ずつプロットして、運動径路を求めていく」(4)という毎日を繰り返していた。

「前夜の算出データをプロットしていくうちに、全ての下顎運動を回転と移動とに分離できるだろうと考えられる特異点が現れてきた。早速教授室の石原の机上全面にプロットしたグラフ用紙を広げて説明を始めると、クーラーのまだ入っていなかった部屋の中でシャツ1枚の石原が驚喜し、河野は抱きつかれる。情熱家の彼はそれほどこの回転中心を待ち望んでいたのだ…」(4)

ホームランが出た。

実証ということの大切さを理解しない者は、回転しながら移動する軸があると言われれば、それを信じる。そしてそれを教える。教えられた者が、その軸を使わずに軸のおしゃべりをするだけなら困らない。しかし、実際に回転中心を求めて、その基準で模型を咬合器に付けて、模型を動かして調整しようとした途端、はたと困る。実際、下顎を後方に押しつけて開閉口させて回転中心を求めても、測定の度に、位置がずれて蝶番運動軸は容易には見つからない。仮に蝶番運動をする顆頭点を決めても、大きく開閉口させると、移動したときにはそれは回転軸ではなくなる。

河野は、最終蝶番運動軸とは別のところに、回転しながら移動する特定点を見つけたのである。この実証によって、ナソロジー学派の最終蝶番運動軸を教義とする理論は明確に否定された。反対に、ここで見つけた特定点が表す運動軸を使えば、咬合器上で、模型を動かしながら開閉口することによって下顎の動きをシミュレーションできる。ナソロジー学派が語るように、歯の位置と顆頭の位置が一対一で対応する機械仕掛けではないが、顎関節の運動の自由度が、かなり狭いという事実が明らかになった。

この河野の発見が論文[10]になるのはもう少しあとのことだが、下顎位については、咬頭嵌合時の顆頭位について大石が見出した「顆頭安定位」[1]、そしてのちに全運動軸と名付けられることになる河野の「顆頭上の特定点」[8]という二つの未発表の事実を「種々相」において紹介したのである。

「下顎位や下顎運動に比べると咬合そのものについては研究業績がきわめて少なく、具体的な拠りどころとなる知見がはなはだしく不足し整理されていない…。」[11]

その意味では、「咬合と歯の接触関係について」述べた「種々相3」が、重要である。

(10) 河野正司：下顎の矢状面内運動に対応する顆頭運動の研究，第二報，マルチフラッシュ装置による矢状面運動軸の解析．補綴誌, 12: 350-380, 1968.

(11) 石原寿郎，藍稔:咬合に関する見解の種々相，3. 咬合と歯の接触関係について．歯界展望, 31: 525-538, 1968.

ここで、石原は、「それぞれの個体に対する正常な咬合は何か」という問いを立てる。「いずれにせよ full balance や cuspid protection を機械的に考えることなく症例に応じた適応を考え、真に合理的な咬合力の配分を各個体についてはかるために、いかにすべきかが今後の問題であろう」(11)

「種々相」の話はこれで終わる。歯科を専門としない人には、難しく退屈な話になってしまったことをお詫びしなければならない。

しかし、昭和五〇年代以降、専門家の間で咬合に関する議論が盛んになり、その議論はいまもって答えがないように思われているのだが、実は混乱を極めたその議論が始まる前に、着実に布石が打たれていた。石原の一連の咬合の研究は、咬合学というものを実証的根拠から組み立てようとするものであった。そうすれば、その後の議論のほとんどは雲のように空虚なものとして消えてしまう。「種々相」は、そのことを教えてくれる。

歯科に限らないが、医学系の学問では、この時代でも、正しいか正しくないかの根拠は、まだ信じるか否かの域を大きく出ていなかった。その時代に、石原は咬合学に着実に実証研究を持ち込んだのである。

石原は、その研究生活の初期に咀嚼能率の測定に熱心に取り組んだが、その後、それを臨床評価に活かす研究は、一本義歯の評価くらいで、大きな展開を見ることがなかった。

歯科には、これも特殊な学問で、歯科理工学という歯科独特の有機、無機、金属、医療機器を研究する分野がある。この有機化学の権威者、増原英一（一九五五～八六年 東京医科歯科大学教授、一九六〇～八六年退官まで同大学歯科材料研究所所長・現医用器材研究所）が石原に「結局補綴学は、咀しゃく機能を中心とした学問」になるのかと尋ねたことがある。歯科理工と臨床の架け橋の役割を意図した創刊間もない学術誌DE（The Journal of Dental Engineering）の冒頭対談である。

「咀しゃく…というか、総合的な口腔の機能ですね。一方、口腔における疾患―歯槽膿漏とか顎関節に向かい合った補綴が、本来のものと思います」石原はこう応えている。(12) 補綴学という学問は、早晩、口腔機能学になって消えてしまわなければならない。補綴臨床医の仕事は、当時は専ら補綴物製作であったが、遠くない将来、印象を採って設計をする、それ以降は歯科技工士の仕事になるという展望で二人の意見は一致している。しかし、補綴学の時計の針は五〇年近く止まっており、いまもって機能評価は、補綴学の中心的主題にはなっていない。

(12) 石原寿郎，増原英一：対談　補綴と理工をむすぶ．DE, 2: 1-3, 1967.

石原の周りには、確かに上昇気流が吹いていた。

「種々相3」の刊行後しばらくして、河野の全運動軸の論文が学会誌に掲載された。その号には、河野の論文二編のほか、教室の川口豊造（一九七五〜九八年愛知学院大学教授）の一編、井上昌幸、川口、中尾勝彦、鈴木康夫の共著一編が掲載されていた。教室にはドサッと学会誌の封筒の束が届くのだが、その日、山田が気を利かして安いシャンパンを買いに走った。以心伝心、山下も気を利かして、教授室に電話をかけた。息せき切って帰ってくると、山田は、お世辞にもきれいとはいえない茶碗を集めて、シャンパンの代わりに買ってきた白ワインを注いだ。声をかけるともなく、茶碗の周りに人が集まったが、そこへ石原が降りてきた。だれともなく、石原に乾杯の音頭を勧めると、狭い半地下の研究室は、ひととき和やかな空気に満たされた。

しばらくしてだれかが、「オクルージョンの研究で、ノーベル賞が取れませんかね。」と、おそらくちょっとした冗談のつもりで軽口をたたいたが、これがいけなかった。石原は、こういう冗談を許容できないのだ。

「何を馬鹿なことを言っているんだ。何のための研究だと思っているんだ」と真顔で叱りつけた。もうお祝いのパーティーは吹っ飛んでしまった。研究は間違いのない臨床のため、臨床は個々の患者のためだ。何も、楽しい席の、軽い冗談に目くじらを立てることもないじゃないかと思うのだが、これはどうにもならない。臨床研究の目的は、基礎科学の研究とは違う。その当たり前のことをもっとも近くにいる教室員が理解していないと感じたとき、石原は笑ってすますことはできないのだった。

山田は、半年程前、第二大臼歯のメタルコアの形成をしようとして、なかなか根管口が見つからず苦労していたことがある。クラウンをかぶせる前に、歯の土台を鋳造コアでつくるのだが、コアに加わる力をきれいに分散させるため、三本の歯根の歯髄がおさまっている根管を拡大して利用する。東京タワーの脚を三本の根管に突っ込む要領で、壊れた土台を金属で作り直すのだ。このとき根管口から根管を拡大して形成をするのが基本なのだが、どういうわけか根管口が完全に塞がっているらしく、いくら探しても見つからない。医局に帰って苦労話をしていたところ、先輩が「馬鹿だな、そんなの適当でいいんだよ」と、若い山田をからかった。たしかにだれにも見えない部分の処置である。石原は、そのときたまたま医局にいて、話を聞きとがめたらしい。突然、激昂し、その先輩も山田も、こっぴどく叱られた。そのことを山田は思い出していた。石原には、冗談でも越えてはいけない一線がある。臨床をないがしろにするなら、臨床をやめろと言ったに違いない。石原は、自分に対しても、絶対に越えてはならない一線というものをもっていた。

その手を抜くことを嫌う癖は、臨床手技だけでなく研究でも同じだった。中尾は、このころ、石原が統計の新しい手法について、自分が不勉強だったと残念がっていたのを覚えている。当然、知っていなければならなかったと、ひどく悔しがってはいたが、その新しい手法というのが何を指すのか、中尾には考えが及ばなかった。統計ではなく、試験方法の革新だが、臨床試験で二重盲検法が使われはじめたのは、昭和四二、三年ごろである。薬の有効性などを評価する臨床試験で、二重盲検法が初めて日本で使われたのは昭和三二年だったが、それが研究現場で使われるようになったのはようやく昭和四〇年代である。二重盲検法とは、薬と偽薬あるいは二種の薬を比較するとき、検査をする者からも検査を受ける者からも識別できないようにして検定する方法で、検査者の意識的作為だけでなく無意識の偏りを取り除くことができる。補綴学の機能評価、例えばある条件の咀嚼能率を客観的に評価しようとすれば、二重盲検法を採用することが望ましい。

薬の評価をする研究で二重盲検法による臨床報告が強く求められるようになっていたが、昭和四〇年ごろの新薬の臨床試験では、「指導できる医師はもちろん、やったことのある医師もいない」というのが実状だった。(13) 歯科の臨床試験に二重盲検法が導入されるの

(13) 佐藤倚男：コントローラー委員会創立の理念と20年の活動．臨床評価, 20巻別冊．コントローラー委員会, 1992.

は、さらにもう少し後のことで、現在では当たり前のようになった無作為化比較試験が理解されるようになるのは、その後三〇年を待たなければならない。

この昭和四三年、東京医科歯科大学では、インターン制度に代わって始まった臨床研修医制（学生側は登録医制度と呼んだ）に反発する医学部学生が、附属病院の封鎖、授業、国家試験ボイコットなど、全国の医学部でも際だって激しい抵抗を示していた。

十三　熱病

医学部学生の抗議運動が激しくなったのは昭和四三年二月のことで、学生が学長室に乱入し、居合わせた学長と学生部長、医学部長を監禁するという事件が起きた。その場で学生たちは、一月の青医連（青年医師連盟）インターン反対闘争の支援ストライキについて「学生に非はない故処分しない」と記した書面に署名を求め、学長らがこれに署名した。これを機に学長と学生部長が辞任したが、学長は辞任にあたって教授会の中の強硬派として知られた総山孝雄を学生部長に推薦した。総山は、紛争解決の救世主と目されたのである。総山が、救世主を自認したと言うべきかもしれない。

総山は大学の評議会で早速、医学部教授会の支援を決めたほか、脅迫されても譲歩しない、必要があれば警官隊の導入も辞さないという方針を公表し、「大学は暴力の前には絶対に譲歩しない。ストライキは君たちが止めるまで続く。……五カ月ストをやれば進学は五カ月遅れ、1年やれば1年遅れる」と一般学生に訴え始めた。こうして九月の学生大会でスト派学生を一掃して収拾に向かい、医学部の紛争は十月にほぼ解決をみた。しかし、この集会に初めて歯学部学生が参加し、医学部のスト派学生に同調する事態になった。

今から振り返れば、授業を勝手に放棄して何が「闘争」なのだろう、何が国家試験ボイコットだ、いい身分の学生がなんて馬鹿なことをするのだろうと思われるかもしれない。当時の大学進学率は、ようやく二割。東京医科歯科大学は二期校だったので、東大医学部の滑り止めに受験して入学してきた者が多かった。そういう意味でも医学部生は、やや屈折したエリートであった。しかし、仮にもエリートの学生である。臨床研修医制に反発してストライキをするとは、どういうものだろう。その時代もそう言われた。

インターン反対、臨床研修医制反対というのは医学部生特有の事情だったが、それ以上に当時の学生たちが生きていた時代の空気というものを理解しなければ、この学生たちのストライキはわからない。

驚異的な経済成長が一段落し、満ち足りた不自由のない生活が可能になった時代である。外に目をやると、ベトナム戦争の戦禍は拡大の一途をたどり、沖縄の嘉手納基地からB52が編隊を組んで南ベトナムのケサンの爆撃に向かっていた。新宿駅で立川基地に向かう米軍のジェット燃料輸送列車が衝突爆発を起こし、あるいは嘉手納基地を飛び立とうとした大量の爆薬を積んだB52が墜落する事故は、青年たちに戦後の繁栄と自分たちの平和な日常が虚構のうえにあることを否応なく教えた。気がつくと、行動しなければならないという空気が熱病のように広がっていた。青年たちが、日常に見え隠れする大きな歴史に無関心ではいられないと考えたのはむしろ当然だったろう。何も行動せずに安閑としていれば、弱い者を支配する側に知らず知らず組み込まれてしまう。むしろ、気がつくと社会の上の二割に属してしまっていたのだ。そのことに罪の意識を深くした学生は少なくなかった。

昭和四三年から翌年一月までの医科歯科大学の様子を大学側から克明に描いた証言として、昭和四四年二月に財界人懇談会で講演した総山の講演速記録を下敷きにした記事がある(1)。総山は、学生たちの青臭い議論を心底嫌ったが、それ以上に学生たちの要求に耳を貸す教官に容赦なかった。

「物分かり良さをてらう人々は、学生に向かって『君たちの動機は良いのだが、方法が間違っている』といいます。しかし、私にいわせれば、動機そのものが根底から間違ってい

(1) 総山孝雄：速記録　東京医科歯科大学医学部騒乱収拾の経緯とその後の歯学部騒乱の経過概要　第一回～第四回. 歯科ペンクラブ, 414: 32-33, 415: 30-31, 416: 14-15, 417: 30-31, 1996.

るのです。」(1)

総山が「物分かり良さをてらう人」と指弾する一人が、石原であった。

長い軍隊生活を経験し、インドネシアで諜報と謀略に明け暮れ、帰国しても結核で死地を彷徨《さまよ》った総山にすれば、学生運動など、わがままな子どもがだだをこねているようなものに見えただろう。それでいて暴力には総山の血が騒ぐ。それを、東大安田講堂事件の翌月に、財界人を前に話すことになった。

大学側は、日大紛争の経験から妥協は禁物という教訓を得ていた。総山は、ストを主導している学生に、「下の学生が進んで来てダブれば、…諸君の卒業は半永久的に遅れるだろう。不法行為は必ず処分する。必要があれば直ちに警官隊を導入する」と言い渡した。(1)

実際、昭和四四年の医学部卒業生は在学中に合わせて一〇カ月におよぶ六度のストを経験したため、卒業は一〇カ月遅れ、十二月二七日にずれ込んだのである。

ストを主導する自治会執行部の学生たちは、反共産党系政治党派の影響下にあったが、学内の活動では党派の壁を超えた全共闘（全学共闘会議）というかたちをとっていた。この全共闘系学生たちは、総山を「反動（保守主義者）」の頭目として目の仇《かたき》にし、尾行をつけて警戒するようになるのだが、総山は「昨日警察に行ったでしょう」と問い詰められれば、

「ああ行ったよ。必要な場合の打合せにね」と応える。(1) 売られた喧嘩を喜んで買うという姿勢である。

もっとも、実状は総山教授が語るほど格好のいいものではなく、教官たちの間では総山が大学に顔を出さず、学外にアパートを借りて論文制作にいそしんで、月給袋は秘書に頼んで自宅まで届けさせているというのがもっぱらの噂であった。

医学部が紛争で騒然としていた昭和四三年の夏、石原は医歯薬出版の編集担当役員の訪問を受けた。この出版社には知り合いが何人かいたが、編集担当役員が来ることは珍しかった。その男が持参したのは、保母須弥也の書籍のゲラだった。それは、下顎運動に関する四章九〇ページほどで、その四章に目を通して欲しいということだったが、書籍は全体で九〇〇ページに及ぶという。頼みは、もうひとつ。巻頭に推薦文を書いてくれという。野心あふれる少壮の著者が書き上げた大著を出版するにあたって、出版社が巻頭に石原の推薦文を掲げることを強く求めたのである。出版社にとっては、担保のようなものだった。編集者に辞を低くして頼まれれば、石原が断るはずもない。石原が臨床家にことのほか敬意をもっていることは、出版社ではだれもが知っていた。

弱冠三一歳、米国留学から帰って三年余。ひとつの研究実績ももたない、わずかな臨床経験があるだけの留学帰りの男が書き上げた大著である。しかし、古くコステン症候群の背景から新しい金属焼付ポーセレンの技術まで、その知識は該博で緻密であった。論理もしっかりしていた。

「その歯科医療行為がリハビリテイションと呼ばれるためには、必ずその行為が1つの目的に結びつけられていなければならない。その目的とは機能の回復である。」

こう明確に言い切った文章を目にして石原の胸は躍った。

石原は、前年十二月に目にした歯科医療管理学会誌の講演録「オーラル・リハビリテイション」で、「ナソロジー学派は、（CRとCO）というものはピッタリ一致しなければならない」(2)という機械そのもののような理屈に重大な懸念を感じたのだが、保母のこの本での論調は一八〇度違ったものになっていた。

中心位の説明に、大石が発表したばかりの顆頭安定位の研究を引用して「最後方位における安定性」と書いているところは感心しないが、肝心の「ナソロジー学派の学説」という項では、「中心位のそのものの解釈にはまだまだ判然としない点があり、…中心位の解釈次第ではロング（フリー）セントリック的傾向を持つのではないだろうか。このように

(2) 保母須弥也：オーラル・リハビリテイション．歯科医療管理学会誌, 1(3): 13-48, 1967.

考えていくと、両者の一致しない咬合をすべて病的と断定するナソロジー学派の主張はいささか正当性を欠くものといえよう。そこで中心位と咬頭嵌合位の一致しない症例のなかで、とくに咬合病の症状のある場合に限り、病的な咬合だとする慎重さが必要だと考える。」[3] 先の機械的な下顎位の解釈を完全に否定しているのだ。これなら問題はない。

巻頭に石原の短い推薦文が掲げられた大部の書籍『オーラル・リハビリテイション』が医歯薬出版から刊行されたのは、十月の終わりだった。

「保母氏の著書〝オーラル・リハビリテイション〟は、その内容が理論的に深く広範にわたるとともに、臨床上の実際面に役立つようによく整理されている点に心から敬服いたしました。」

推薦文は「敬服いたしました」と、硬く、どこかよそよそしい。推測するに、石原は懸念を払拭できていなかったのであろう。

それはたとえば、保母の序論冒頭の一文である。

『オーラル・リハビリテイション』の序論冒頭は「オーラル・リハビリテイションという妖怪が世界の歯科界を歩きまわっている。この妖怪の出現によって、歯科界は今日かつてない混乱と動揺に陥っている。」という文章で始まっている。保母はマルクスが共産主義

(3) 保母須弥也：オーラル・リハビリテイション．医歯薬出版, 東京, p.2, 1969.

を妖怪に譬《たと》えたことに倣《なら》って、歯科医療界に挑戦状を送りつけたのである。保母が、高揚する気分そのままにマルクス・エンゲルスの『共産党宣言』(4)の「共産主義」を「オーラル・リハビリテイション」に置き換えた一文で序論を書き起こしたのは、昭和四三年という時代抜きには考えられない。『共産党宣言』を読むことは、当時の進歩的学生の通過儀礼だった。しかし、それにしても学術図書の序論が、これでは歌舞伎の口上ではないか。石原は、学術的な著作で、この種のレトリックを使うことが好きではなかった。そして傲岸にも「オーラル・リハビリテイションを体系づけたという意味では、わが国はもちろんアメリカにおいても、現時点では本書以上のものはないと確信しています」(同書序)と保母は言い放った。

しかし、ともかく保母の『オーラル・リハビリテイション』は、咬合の権威者石原のお墨付きを得た。石原のお墨付きはアカデミアの支持を意味した。保母は、石原の没後、再びナソロジー学派に対する評価を一八〇度変えて、彼自身がアジアにおけるナソロジー学派の第一人者になるのであるが、若い保母にとって、石原の支持はとてつもなく大きな威光となったのである。

(4) K. マルクス, F. エンゲルス, 大内兵衛, 向坂逸郎（訳）: 共産党宣言（岩波文庫）. 岩波書店, 東京, 1971.

保母の「オーラル・リハビリテイション」は、書籍の本文には「（COとCRの）両者の一致しない咬合をすべて病的と断定するナソロジー学派の主張はいささか正当性を欠く」と書いているが、後に一転、中心位に一致しない嵌合位をすべて病的だと断定するナソロジーの旗を振る。すでに、「オーラル・リハビリテイション」は、咬合面を失った人の咬合の再構築のように、重大な機能障害をかかえる人のための治療体系ではなくなっていた。むしろ、「オーラル・リハビリテイション」はナソロジーと出会って、理想的な口腔を新たに構築する体系となる。ここで主客は転倒されて、治療ニーズは専門家が決めると言わんばかりの錯覚が生まれる。「理想的な口腔」を「理想的な身体」に置き換えれば、金髪碧眼《へきがん》のアーリア人を理想的な身体として、その列に並ばない劣等な種族を遺伝子ごと根絶やしにしようという優生思想と五十歩百歩なのだが、歯科の補綴と矯正の分野では、この時期から「理想的な口腔」という思想が苦もなく受け容れられる時代を迎えるのである。補綴学も矯正歯科学も、生物医学の言葉ではなく工学の言葉で組み立てられた学問である。多くの歯科医師は「理想的な咬合」に異議を唱えるどころか、これを熱狂的に歓迎した。

保母の「オーラル・リハビリテイション」とその研修事業が、この後のわが国の歯科医療に与えた影響は、計り知れない。結果論から言えば、この後一年で自死した石原の影響力が、直接には教室員の範囲に限定されてしまったのに対して、保母の「オーラル・リハビリテイション」は少なくとも十数年にわたって、あまねく日本の歯科開業医が熱病に浮かされるだけの強い感染力をもったのである。

十四　責任

「ほんとに、病院長にはなりたくないんだよ。策略にかかってしまった。」

石原は、帰宅するなり、ほんとうに苦虫をかみ潰したような顔でそう言った。

昭和四四年一月、石原は歯学部附属病院の病院長に任命されると同時に大学の評議員になった。病院長になると、外来診療がほとんどできなくなる。それが何よりも困るが、評議員になるということは、大学の運営側に立つことを意味した。大学の運営側の一人になると、無駄な会議が増えることも閉口だが、それ以上に自分の背負えないものを背負う気持ちの負担が大きい。それが嫌だった。七月に計画していた渡欧も中止せざるを得なくなった。

その悪い予感は、すぐに的中した。一月十八、十九日の両日、東大の安田講堂に籠城する学生と機動隊が、まるで城攻めのような壮絶な攻防戦を演じた。そして、これを境に、全国の大学や高校で、スト、授業放棄、バリケード封鎖が文字どおり燎原《りょうげん》の火のごとく広がったが、医科歯科大学もそのひとつだった。

安田講堂事件の当日、続々と学生らが本郷やお茶の水周辺に集まったのだが、行き場のない学生たちが、駿河台通りをフランスのカルチェ・ラタンに見立てて解放区にしようとした。前の年の六月、明治大学に拠点のあった学生組織が駿河台通りの二カ所に机や椅子でバリケードらしきものを築き、学生街を解放区にしようとした事件があった。学生らが、神田カルチェ・ラタン闘争と呼んだ事件である。これは組織的に計画されたものだったが、バリケードはあっけなく機動隊によって排除された。翌年一月の事件でも、街路の学生たちは簡単に排除されたが、そのとき機動隊に追われた学生たちが医科歯科大学の構内に入った。駿河台通りを駆けあがって、お茶の水橋を渡りさえすれば大学構内である。神保町の街路は機動隊の制圧下にあったが、他方大学構内は「解放区」となって、他大学の学生が構内を我が物顔に徘徊《はいかい》した。そのときを境に、大学の食堂に居座ったグループがあった。日大の歯学部学生など十数人が医科歯科大学の食堂で起居し、公然と根城にするようになったのである。

利益優先の大学運営が随所に綻びをみせていた日大では、巨額の使途不明金の発覚を発端として学生の抗議活動が激しくなり、大衆団交で古田重二良《ふるたじゅうじろう》会頭が全理事の退任を約束する事態にまで発展した。しかし大学側は、大衆団交が終わると手のひらを返すようにこれを反古にし、大学に機動隊を入れ、体育会系の学生を動員して手荒い収拾策を講じた。これが世に、日大全共闘という呼称を知らしめた日大紛争だが、このとき居場所を追われた学生活動家の一部が、医科歯科大学に移って居座ったのである。事実関係は不明だが、全共闘系学生にかかわる政治党派は、安田講堂事件以後、勢力の維持拡大をめぐって対立を深めていたので、拠点校をつくる狙いで、組織的に医科歯科大学に居座ったことは想像に難くない。

一月の解放区騒ぎで、デモ規制の機動隊が大学構内に入ったのだが、これに抗議して前年来ストに加わっていなかった歯学部学生がストを決め、二月末に歯学部の第一～第三講堂をバリケードで封鎖し、試験をボイコットした。紛争の中心は、医学部から歯学部に移った。

医科歯科大学新聞会の『医歯大新聞』は、再三再四、学生部長の総山教授に言及している。三月「とくにこの間、学生部長の行っている言動は、学内右派イデオローグから体制右派イデオローグへの自覚過程として」位置づける必要がある。「もはや我々は、学生部長批判ではなく弾劾を必要と」[1]している。

四月、ストは歯学部の二年、三年へと拡大する。

「この闘争は、…東大―日大闘争に関連しての学内機動隊導入・総山学生部長の発言に抗議の運動であったが、」「総山発言とその後の教授会の対応については、…大学『自治』論の転倒、破産」[2]とみると書いている。学生たちが考える自治とは、学生と教員による自治だったが、総山が考えるのは教授会による自治だった。学生たちは、総山を引きずり出すために大衆団交を要求した。

学生運動は、一部の政治的背景をもつ学生グループに一般学生が同調しなければ、大衆運動にはならない。しかし一般学生を甘くみてはいけない。一般の政治的無関心層の学生も、感情を強くゆさぶられれば、目先の損得を忘れて行動する。その意味では、総山は、一般学生の反感を買う発言を繰り返し、ふいごで風を吹き込むように学生運動の火を燃え上がらせたのである。

続く四月末の沖縄反戦デーのデモに際しても機動隊が構内に入ったことで紛争は一段とエスカレートした。その過程で、反代々木系（反共産党系）の政治組織が学内の主導権争い

(1) 医歯大新聞, 167・168合併号, 3月20日, 1969.
(2) 医歯大新聞, 168号, 4月20日, 1969.

にしのぎを削る状況が生まれ、学生たちの活動は複雑な力関係の渦に翻弄されつつあった。

学生部長の総山教授が、学生たちの要求する大衆団交に出ることはなかったが、病院長の石原は、事態収拾のため、代わりに学生たちの要求を受けた。こうして歯学部附属病院長の石原が、学生たちとの〝団交〟の前面に立つことになった。


「今日は、学生自治会と〝団交〟なんだ」と言って出た日、意外にも、いつもより早く帰宅した。けがでもしてはいないかと心配だったが、「すまんが、風呂に入りたい」といって、茶の間で新聞を拡げた。

どう声をかけていいかわからなかったが、「今の学生さんは、乱暴でいやですね。」と和が独り言のように呟くと、「いや、あれはあれでいいんだよ、ダメなのは教授会の方だ」と意外な応えが返ってきた。

学生たちに正面からまともに向き合うと、根本的なことを学生たちといっしょに真剣に考えるいい機会になる。何のために大学にいるのか、何のために学問するのか、何のために歯科医学はあるのか、そういう議論は普段は青臭くてだれもしないのだが、そういう根本的な問いを学生自身が自分に問いかけるいいチャンスだと思っていた。前の年の十一月、東大の文学部長になった林健太郎が、バリケード封鎖された構内で文学部全共闘の学生たちに囲まれ、九日間、一七三時間にわたって監禁されたことが新聞記事になった。その話が、監禁事件として話題になったとき、林教授は、学生たちの意見をゆっくりと聞き、諄々《じゅんじゅん》と諭し、学生の方からもう止めようというまで席を立たないと覚悟を決めていた、そうに違いないと石原は想像した。運動のリーダーは、「支配層の代理人」たる学長を舞台の上に引っ張り出して、学生大衆の前で吊し上げる場面を演じて運動を盛り上げたいわけだが、林は吊し上げられるのを承知で「その手に乗ろう」と考えた。林は、そういう気概をもつ大学人だった。林は学長の代わりに、自ら進んで監禁された。「一教授じゃあ、不足だろうが、文学部長になったんだからね」石原は、林がそう言うだろうと想像した。

このとき学生たちは、大学側との舞台上での交渉を「団交」と呼んだ。かつて労働組合と雇用者側との交渉は、一握りの組合幹部と経営者の間で行われ、この密室取引で組合幹部が妥協の見返りに個人的な栄達を得るケースが多かったが、それを否定した直接民主主義が「団交」である。会社側とつながった幹部は「ダラ幹」、秘密交渉は「ボス交」と呼ばれた。しかし、大学側として舞台上に引きずり出されるほうは、たまったものではない。活動家の学生らが意図したのは吊し上げの劇場化であった。

四月、新聞部のAは、刷り上がったばかりの「医歯大新聞」を手に歯学部附属病院の病院長室を訪ねた。大学側の人間である病院長を個人的に訪ねることには、後ろめたさがあったが、新聞を届けることを自分への言い訳にして病院の建物に入った。Aは、活動家として目立った存在ではなかったが、団交の場に石原教授が出ることを控えてもらうように願い出るつもりだった。交渉の相手は、学長か、学部長、百歩譲って学生部長であるべきだ。その誰も彼もが不在で答えられない、その代わりに病院長の石原教授が出るというのは筋が違う。吊し上げの場に石原教授が出て来られても意味をなさないばかりか、本音を言えば個人的には申し訳ない気持ちでいっぱいだ、どうにかその気持ちを伝えたかった。

手にした医歯大新聞には、DII、DIII（歯学部二年と三年）の無期限スト突入の記事があった。トップの記事は「訣別への献辞　根源へ向から眼を」という当時の学生によくあることむずかしい言葉で飾り立てた文章で、流行語になってしまった「自己否定」を捨てて、学生であることや、研究者であることをほんとうに捨てることを真剣に考えるというようなことが書かれていた。見出しの下には、Aの好きな田村隆一の短い詩の一節を引いている。

ほんとうにものが見たいなら眼をえぐりたまえ　——田村隆一

石原病院長は、書類に判を捺す手を休め、大学新聞を見ながら耳だけでAの弁解がましい団交の説明を聞いていたが、突然身を乗り出し、Aの言葉を遮《さえぎ》るように話しはじめた。

「学問というのはね、つねに自分がとらわれているものを見直す営みなんですよ。…自分が無意識にとらわれている常識を疑う営みです。そういう意味では、君らはいま、大事な学問をしている。…そう思います。君らが、他の学生の学ぶ権利を奪っていることは問題ですが、…いまの歯学部でいか程のことを学ぶことができるか。保険のための材料学をやり、保険のための修復学を勉強することは、ちっとも学問じゃあない。それを学ぶことは、学生の権利なんかじゃない。…研究が続けられないことは辛い。臨床ができないことはもっと辛い。患者さんに迷惑をかけていることは、ほんとうに申し訳ない。君たちのやり方は、誉められたやり方じゃない。でも、これは君らの学問です。君らの学問を否定するつもりはありません。」

石原教授は、まっすぐAを凝視めて、ゆっくりと言葉を選んでこう語った。石原の言葉の重さに、Aは思わず身震いを感じた。それは真剣そのもので、ものわかりの良さというような生やさしいものではなかった。

「じゃあ、先生、機動隊は導入しないという約束はほんとうですか」

Aは、緊張して馬鹿なことを聞いてしまった。

「ほんとうです。約束します。」

石原病院長は、驚くほど誠実にそう応えた。Aの頭から、団交に出て欲しくないという意図を伝えようなどということは消えていた。


のちに讀賣新聞は次のように書いた。「石原教授が歯学部附属病院長、評議員に就任の直後まず一年生を皮切りに全学ストにはいり、さる（九月）十三日の機動隊導入によるロックアウトまで、三回にわたって全共闘の大衆団交に応じ、それぞれ七時間以上もかけて話合ったが物別れに終わっている。[3]」

六月には、政府与党は国公立大学の紛争を解決するという理由をつけて、文部大臣が閉校・廃校措置を決める臨時措置法、いわゆる大学立法を国会に上程した。国・公立大学では、学長が紛争収拾のために、六カ月以内の期間、学部・研究所を閉鎖することができる。労働争議に対抗して工場閉鎖をするのと同じ、学長によるロックアウトである。文部大臣は紛争が九カ月以上経過した場合、教育、研究の停止（閉校措置）ができる。閉校後三カ月を経過しても収拾が困難な場合は、廃校措置をとる。紛争一年で廃校という文字どおり

(3)　讀賣新聞，昭和44年（1969年）9月19日夕刊．

の治安立法である。こんな法律が成立すれば、学問の自由や大学の自治などすべて絵空事になってしまう。学生も馬鹿だが、国も無茶苦茶だ。国会に上程されたこの法案が紛争の火に、文字どおり油を注ぐ結果となった。

医科歯科大学でも、六月二七日には大学立法反対で全学無期限ストに突入、七月十日臨床教授室、病院長室、新館が学生によって封鎖された。学生活動家たちの側も、夏休みで運動が終息してしまわないように、強攻策をとったのだ。

七月の末、石原は、平沼に呼ばれて愛知学院大学に出かけた。夏休みに入っても、石原のスケジュールは予測が立ちにくかったが、平沼は紛争収拾役を一人で背負う石原に一息ついてもらいたかったので、補綴歯科学会の東海支部会に講師として招いたのだ。講演後、控え室で談笑したとき、「下顎運動に関する基礎的研究は大部分その目的を達し、今後は臨床的研究とさらに臨床との結びつきに主眼が移されて行く段階」と、研究の鳥瞰図を述べた石原は、「今年、来年は紛争に対してが主眼で、研究はしばらくストップだネ」(4)と妙に冷めた様子だった。「紛争に対してが主眼」というのは、いかにも石原らしい。銅合金と同じように、下顎運動に関する臨床的研究も紛争に対処することも、どれもイーブンなのだ。

(4) 平沼謙二：石原先生をしのびて．補綴誌, 13: 174, 1969.

石原の教室の抄読会に参加することを無上の喜びにしていた開業医の金子一芳は、のちに「石原先生の存在はわれわれにとって、尊敬というより崇拝にちかかった。」[5]と書いているが、昭和四四年になると、その抄読会が開かれることもなくなった。
「前年来次第に激しくなる大学紛争の中で、(石原先生は)極めて多忙な日々を送られるようになり、教室内にもそれにともなうさまざまな波風が立ちはじめた。」[5]

元々、業績の多い石原教室では、教室員が水面下で互いに覇《は》を競い、ちょっとした雑談に火花を散らすことがあった。それが石原の不在で、表面化した。

八月の終わりに、石原は博多に出かけたが、そこでひとつの事件が起こった。九州地区の歯科医師会合同の九州歯科医学大会の講演中に、[注]聴衆の一人がやにわに舞台上に上がってきて、石原のネクタイをつかんで講演が一時中断するという事件が起こった。こう説明すると破廉恥な暴行事件のようだが、抗議の(仕方はともかく)内容は純粋に学術的なもの

注:翌年昭和四五年七月に東京医科歯科大学歯科同窓会の主催で石原教授追悼講演会が催され、この九州歯科医学大会の録音テープを使って「補綴に必要な咬合の知識」と題する「テープ講演」が行われた。さらにその二年後、この講演を元に石原寿郎、河村洋二郎共著『臨床家のためのオクルージョン』(医歯薬出版)が刊行された。

(5) 金子一芳:火曜会の20年　あるスタディ・グループの歩み 火曜会1980. GC臨床シリーズ56, 而至歯科工業, 東京, 1980.

で、石原はこれを甘んじて受け、後日釈明のために抗議の主を訪れている。石原は講演が中断となったとき、屈辱でも怒りでもなく、自分が大学紛争による多忙を言い訳に講演スライドひとつ見直さなかったことに気づいて、我に返った。

評議員会、教授会などなど、心にもない言葉が延々とやりとりされ、頭のなかがカスカスになるような飢餓感をもった。学生のストを罵《ののし》る一方で、材料商の口車に乗せられて接待ゴルフに明け暮れて教授会を欠席する同僚教授もいた。教授会の欠席者が多いために、また弁明と再発防止策が議論された。そんなことが春以来、続いていた。それが講演中に、いきなり暴力的に臨床的な議論の場に引きずりだされた。冷たい春風が吹く野原に、突然裸のまま引きずりだされたような印象だったが、さわやかだった。

この九州の講演会は二日間で、二日目の八月二四日に演壇に立ったのは、大阪のY、東京歯科の金竹哲也、そして石原の三人の講師だった。前兆は、Yの講演のときにあった。客席から大声で野次った者がいたのだ。Yは、これを無視して講演を続けたので、このヤジは聴衆の記憶には残らなかった。しかし、これが前兆だった。

野次は客席の前列、講師関係者席からあがったものだった。声を上げたのは、一日目の講師だった森克栄氏、先に石原が「Gnathology」の訳語のアドバイスをもらいに行って「ガクガク」がいいと茶化したアメリカ帰りの専攻生だった。

森については、先に紹介したが、難聴研究所の秋吉の下で歯周病の初期病変の組織標本を作製していた。左側中切歯から第一大臼歯までの上下各歯周組織の頰舌断という顔面の半分を切り取る大がかりな標本づくりだったが、この研究が米国歯周病学会のジャーナル・オブ・ペリオドントロジーに、Akiyoshi と Mori の共著論文(6)として掲載された。日本人の投稿論文が掲載されることは珍しかったので、学内ではこれを快挙だと褒《ほ》めちぎるものもいたが、専攻生の投稿であるにもかかわらず、共著者に主任教授の名前がなかった。米国の権威ある学会誌だけに、教授の怒りは尋常ではなかった。結局、無断投稿事件として扱われた。これを機に、総山と石川は、森に専攻生を辞めて、愛知学院へ就職することを促した。言葉を換えれば、厄介払いである。講師を一、二年やれば博士号がもらえる、という話だったが、これをまた森は断った。

このAkiyoshi と Mori の論文は、米国の歯周治療学の権威プリチャード(J.F. Prichard)の目にふれ、翌年、森は八年振りに米国に研修旅行に出かけ、プリチャードに出会って再び、歯周組織検査のためのエックス線写真の重みを思い知らされた。プリチャードもまた

(6) Akiyoshi, M. and Mori, K.: Marginal Periodontitis: A histological study of the incipient stage. J Periodontol, 38(1): 45-52, 1967.

歯内療法学のベンダーと同じく、歯周治療学不遇の時代を生き抜くために精度の高いエックス線診査を心がけてきた一人だった。歯周組織を診るには、きれいな平行法(注)が必須だ。エックス線的に歯周組織の正常像が確認できれば、炎症は解消したと言える。森は大学側の内実のない形式主義、権威主義に一矢も二矢も報いたかった。森にとっては、総山も石原も権威者という意味では同じだった。野次の主には、野次る理由があったのである。

野次ですめば良かったのだが、二日目最後の石原の講演の最中に、今度はフロアからの野次ではなく、森は壇上にまで上がった。森の席の目の前に舞台に上がる仮設の階段があったのがいけなかった。

話は、このちょうど二カ月前にさかのぼる。東京の九段会館で行われた歯科材料メーカー松風主催の講演会で、石原は、この九州の講演会とほぼ同じ話をした。そこでオーラルリハビリテーションの症例を示したのだが、森は鋳造クラウンの周囲の歯肉が線維性に肥厚していることを見逃さなかった。

専攻生の森は、プリチャードの仕事にショックを受けて帰ると、すぐに補綴の医局員の診療をのぞきに行った。予想したとおり、歯石が付いたままの歯に平然とクラウンを装着していた。これでは、いくら精密な印象を採っても意味がない。「石をつけたままじゃ」補綴の医局に行って、森はそう注意したが、反応はなかった。もう少し丁寧に説明すればいいようなものだが、自分は専攻生、相手は国から給与をもらっている大学院を出た助手だ、ひとこと言えばわかりそうなものだ、と森は考える。しばらくすると、注意したにもかかわらず、一向に改める様子がないことに腹が立った。森が、石原の示したオーラルリハビリテーションの症例写真に疑念をもったのには、そういう背景があった。

さらに悪いことに、九段会館の講演会の一ヵ月後、岐阜で再び石原が同じスライドを使って同じ話をした。石原は病院長の仕事と大学紛争の対応に忙殺されて、スライドの準備どころではなかったが、外に呼ばれて話をすることを喜んだ。おかしな偶然ということがあるもので、この講演会に森も参加した。森は、同じスライドを見せられて思わず質問をした。きちんと清掃すれば、炎症は改善するはずだが、いかがかという、やや意地の悪い質問だったが、石原は、指摘によって気づかされたと壇上で謙虚に感謝の言葉を返し、助言に礼を添えた。このときの森の質問は司会者によって許可された質問だった。控え室を訪

注：フィルムを歯軸に平行に位置づけ、それに直交するようにエックス線を照射して画像を得る撮影法。

れた森に「ありがとう。今後気をつけますね」と石原は約束した。

その一ヵ月後の福岡は、お互いに講師として呼ばれたのだが、石原は最後の演者だった。森は、石原が岐阜で約束したように、きれいに改善した歯肉のスライドを見せるのを待った。しかし、この二ヵ月、大学がどういう状況だったか、説明の必要はないだろう。そもそも補綴の教室員は、補綴処置の写真は撮影しても、同じ患者の経過観察スライドを撮影するような問題意識はまったくなかった。病院の外来も開店休業状態だった。さらに問題は、教室内だった。春以降、スト続きで教室員は休みがちで、研究は進んでいなかった。個々の教室員に対して、助手の団体やスト派の学生自治会、スト反対派、さらには大学側からも連携を探る動きがあって、教室内は互いに探り合い、疑い合い、基本的な連携がなくなってギクシャクしていた。石原には、講演スライドを準備する余裕など、まったくなかった。旅先から持ち帰ったスライドを病院長室に置くと、次の講演にでかけるときにそれをそのままもって出るのがやっとだった。そういうわけで、同じスライドが出きたのだが、すると森は、まるで指名を受けたような調子でスルスルと壇上に上がった。森の思考回路を理解することは難しいが、歯周組織を軽んじている同じ大学の補綴専門家の言葉の足らないところを補う義務が自分にはある、その役割を逃げるわけにはいかないという、そういう考え方だった。

二カ月前に麗々《れいれい》しく指摘に感謝すると言った石原本人が、そのまま同じスライドを使ったのだ。

「スライド、戻してください。戻してください。もいちど歯肉を見せてください。臨床の先生方はわかってくださるはずだ。これはファイボロティックな炎症ですよ。」

森は講師の足らないところを聴衆に向かって解説するようなつもりだったが、壇上に上がると興奮してしまった。線維性の歯肉の炎症もブラッシングによって改善することを聴衆に教える必要があった。石原が、不適切な咬合を改善すれば炎症のない歯肉が得られるという説明をしたので、その点についても咬合の改善で炎症は改善しないと説明する必要があった。しかし、聴衆は異常事態に驚くばかりで、森が何を言っていたか理解した者はおそらく一人もいなかっただろう。森の叫んだ言葉が聞こえたとしても、聴衆が関心をもっているのは全部の歯にクラウンをかぶせるオーラルリハビリテーションであって、歯肉の炎症ではない。聴衆の理解の文脈にないので、意味のないことを叫んでいるようにしか聞こえない。何者かが突然舞台に上がって、石原教授の講演の邪魔をしていることだけはわかった。森自身にも、自分の姿が聴衆の目にそのように映っていることが見えた。森は興奮していたので、詳細な経緯はよく覚えていない。気がつくと石原のネクタイをつかんでいた。森にも、暴漢が講師の胸ぐらをつかんでいるような図になっていることがわかった。座長の金替茂実《かねがえしげみ》（当時、福岡市歯科医師会会長）は、学術畑の好漢である。その場をとりなそうとマイクをつかんだとき、ふと頭に浮かんだのは「江戸の敵《かたき》を長崎で討つ」というフレーズだったのだが、精一杯の頓智を働かせて「森先生、森先生、江戸の喧嘩は、江戸でやってください」とやっとのことで言ったものの、声はうわずっていた。しかし、金替のひとことで、会場からは小さな笑いが漏れ、森が舞台から降りると、石原は何事もなかったように講演を続けることができた。

帰京翌日、石原は病理の研究室に森を訪ねた。どうみても無礼なやり方で講演を邪魔されたのだが、石原はそうは思っていなかった。石原はこの直情径行《ちょくじょうけいこう》の若い森をむしろ好ましく思っていた。同郷のよしみということもあったかもしれない。

「咬合の話ですから、あそこで歯肉の炎症についてふれにくくて、折角ご助言いただいていてお約束したのに…」と謝った。約束を破ってしまったことを謝りたかった。講演前にスライドを見直す余裕がなく、あのスライドが出て来たときには、全身から血が引く思いだった。差し換えると約束したスライドが出て来て、石原は驚いた。オーラルリハビリテーションなるものを口にする以上、歯石の除去のような術前の処置は前提条件だ、と森の気持ちに通じる思いをもっていただけに、石原は本気で詫びた。

「困った。ほんとうに困った。」

教室がまったく機能していない。病院の問題と紛争の対応に追われて研究も教育も教室員まかせになっているのだが、それが完全に機能不全に陥っていた。若手の教員にとっては、ものわかりのいい石原教授だけが、大学側の交渉窓口だった。大学側には機動隊の出動を要請して強硬に学生を排除し、正常化しようという意見から、学生の主張にも耳を傾けよう、という意見まで、小さな事件が起きるたびに喧々囂々議論になった。前者の最右翼が学生部長だった総山孝雄、後者の筆頭が病院長の石原寿郎だった。

教室を任せているIも、信頼に欠けた。

和は、寿郎がIについて面白い表現をしたのを覚えている。

「トリスなんかウヰスキーじゃないなんて言っているくせに、スコッチの瓶に入れてやったら、美味いと言って喜んで飲むって口だよ。」

見栄を張ることを笑っているように和は理解したが、そうではない。Iには、自分がない。この混乱している時期に、若手の助手グループに囲まれてストに賛成だと言ったかと思うと、学部長に呼ばれれば一日も早い正常化に努めたいと口にしてしまう。あっちに行っては、はいそうです、こっちに来てはごもっともでは、却って混乱をひどくするだけだ。そういう定見のなさを「スコッチの瓶に騙されるやつだ」と嘆いたのだ。

大学は、校舎の封鎖を解除し正常化するために、九月十三日に警視庁機動隊に出動を要請した。以下は、九月十三日夕刊の朝日新聞の記事である。

> 二月末から校舎の占拠、封鎖が続けられていた東京医科歯科大学…に十三日早朝、大学側の要請で警視庁から機動隊が出動、実力で封鎖を解除した。
>
> 大学当局は当分の間、病院を除き、医、歯学部構内への学生らの立入りを禁止する掲示を出した。三十余人の学生が泊まり込んでいたが、大学側の退去要求にすなおに応じ、混乱はなかった。
>
> …ロックアウトのため同大学附属病院は、十三日から当分の間、外来診療を休止する。(7)
>
> 朝日新聞 昭和44年（1969年）9月13日夕刊

(7) 朝日新聞，昭和44年（1969年）9月13日夕刊3版(10).

新聞報道によれば、

「ロックアウト後は、同学部助手98人を集めて、機動隊導入の事情を説明、協力を求めた。しかし一部の教官グループが強く反発、16日から再開された再来患者の診療には助手会が診療を拒否したため悩んでいたという。[8]」　讀賣新聞　昭和44年（1969年）9月19日夕刊

九月十七日までに、ほぼすべての教室員が石原からの電話を受けている。石原は、一人ひとりに今後の研究の考えを尋ねた。

「わかった。じゃあ、それをやりたまえ。」

そう言って電話は切れた。

河野は、新しいCT装置が入った名古屋大学に行って顎関節の画像を撮影することを確認した。

「じゃあ、それをやりたまえ。」

翌朝、院生の中尾は、石原に呼び止められた。

「君には電話が通じなかった、すまんが…、まあいい。」

交わした言葉はこれだけだった。

(8)　讀賣新聞，昭和44年（1969年）9月19日夕刊．

十八日午後、講師以上の教室員といっしょに診療と授業の再開について、二時間にわたって話し合い、午後七時から四時間、歯学部内で開かれた評議会に出席、同十一時すぎ帰宅した。「桐野学部長の車で送ってもらった」と言って、入浴後いつものように食事もせず、「相手の写真をもう一度見せてくれ」と言った。娘の見合い写真のことだった。娘は「パパみたいな、学者みたいな暗いのはいや」と父親の勧める相手にはこれまで関心を示してこなかった。しばらくみつめてから「これで決めてくれるといいんだがな」と呟いた。

このものがたりは、唐突に終わる。映写中のフィルムが切れるように、だれもが予測しない終わり方をする。

妻の和に封筒をもってこさせ「私は仕事があるから先に寝なさい」といって書斎に入った。和は大学の仕事の整理をするのだろうと、便せんと封筒を渡した。これが、寿郎と交わした最後の言葉になった。

新聞各紙は十九日の夕刊で、石原の自死を詳しく報じた。以下、東京新聞の記事から抜粋する。東京新聞は夕刊の一面の見出しに「助教授ら突き上げ　機動隊導入めぐり　当局との板ばさみ」と書いた。

長びく大学紛争を苦にして、東京医科歯科大学歯学部附属病院長が自殺した。まじめな学究肌の人で、附属病院長の重責と紛争の板ばさみに悩んだらしく、大学関係者らにあてた四通の遺書があった。学園紛争にからんで自殺した教授は東京工業大学の新楽（にいら）和夫教授（当時四九歳）、九州大学文学部の鬼頭英一教授（当時六十一歳）などことしに入り四人目である。

同署の調べでは、書斎の机の上に妻子と清水文彦同大学長代行、井上昌幸同大歯学部助教授、愛知県にいる母親にあてた封筒にはいった四通の遺書があり、覚悟の自殺とみられる。…

さる一月病院長に就任してからは、とくに大学紛争について苦悩していた。

毎晩おそくまで書斎にこもりがちで、一週間前には和子さん（ママ）に『紛争解決に助教授や助手が協力してくれなくて困る』と悩みをもらしていた。四日前ごろから大学でも家でもほとんど口をきかなくなり、紛争解決について絶望的になっていたようだという。

遺書の内容は次のとおり。

清水学長代行あて＝ご迷惑をおかけしますことをお許し下さい。

第二補綴学教室の井上昌幸助教授と教室メンバーあて＝長い間お世話になりました。今回のこと、どうしてもつぐなうことのできぬ誤りを犯しました。おわびする方法がありません。あなた方に対する責任も果たさず、はずかしいと思います。補綴の将来はあなたにお願いするほかありません。（〝今回のこと〟とあるのは、さる十三日の機動隊導入を決めた評議会の決定を石原病院長が井上助教授らに伝えておかなかったことをさすものと見られる）

妻の和子さん（ママ）あて＝あとのことを思うと申しわけなくて、なんとおわびしてよいかわかりません。秀代（長女）康一郎（長男）のことは、つらいでしょうがなんとかお願いします。長い間ありがとう。あなた方のことを思うと、生きてなくてはいけないと思うのですが、どうもだめです。秀代、弱いパパを許してください。幸福にしてあげられなくてすみません。康一郎、強い男になってくださいさようなら。(9)

東京新聞　昭和44年（1969年）9月19日夕刊

(9) 東京新聞，昭和44年（1969年）9月19日夕刊1面トップ．

東京新聞は、社会面で自死の理由を詮索した。和夫人と歯学部長の桐野忠大教授以外に、果たして大学内の事情を知る者に取材をしたかどうか、かなり疑わしい。もし、大学内の幾人かの教官に取材したとしても、あるいはもし石原教室の教室員にじっくりと話を聞いたとしても、自死に至る石原の心境を推し量ることなど、できるはずがない。その意味では、「はてしない紛争と、そこに生まれた若い医局員たちとの〝断絶〟の重荷が耐えきれなかったのだろう」と推測した記事は、まったくの想像の産物だった。

たしかに新聞記者が書いたように、「教授会の夕力派に押し切られ機動隊が導入されてからは、石原院長が主任教授をしていた歯学部補てつ学第二教室では、若手の助教授、助手たちから石原院長の責任を追及する」[10]そのような声はあったただろう。しかしそれは、「強い突き上げ」などというものではなく、大きな期待と落胆だった。教室員たちには、学内のさまざまな勢力からさまざまなアプローチ、硬軟さまざまな圧力があった。石原は、雑務に忙殺されながらも、努めて教室員の意見に耳を傾けた。ときには無責任な要求に、声を荒げたこともあったが、その対立は深刻なものではなかった。むしろ、機動隊導入後、教室員たちは病院長から距離をおいた。これは遠慮ということもあっただろう、石原ひとりを頼みにしても無理な話は通らない。

(10) 東京新聞，昭和44年（1969年）9月19日夕刊社会面.

「ここ一週間ほど同教室で、助教授や助手たちとほとんど口をきくこともなくなり、一人で悩んでいたらしいという。家に帰ってからも、眠られない夜が続いていたようで、和子夫人（ママ）に『若手が協力してくれない』という意味の悩みをもらしていた。[10]」

このとき石原がもっとも腐心していたのは、病院の外来診療の再開であったが、そのために必要な医局員の協力が得られなかった。しかし、その悩みは、自死につながるような問題ではなかった。

「石原院長は十八日、桐野忠大医学部長（ママ）に『自分が、全部責任をとる』と語ったが、桐野部長（ママ）はこれを、やむをえず機動隊を導入したことや、若手教授たちの説得が出来なかったことから、病院長をやめる意味に受け取ったという。[10]」

病院長を辞めることで責任がとれるなら、石原にとってそれほど楽なことはない。紛争が本格化するさなか、病院長という籤《くじ》を引かされた時点で、紛争収拾の責任をとって辞職するという選択肢はなかった。

「和さんは『主人はさる十三日の機動隊導入の責任を強く感じていたようで、それ以来、夜も眠れぬ様子でした。帰ってもあまり学校のことはしゃべってくれないので、きょうにも井上さん（昌幸助教授）に電話して相談しようと思っていた』と泣きくずれていた。[8]」

石原の自死の知らせを受けて、電話口で耳を疑わなかった者はいなかっただろう。

大学新聞のAは、駅に新聞を買いに走った。大きな見出しを見ても、こんな白々しい虚報をどうして大きくとり上げるのだろうと奇妙な感覚にとらわれた。Aは、意味もなくお茶の水の大学に向かった。大学は授業も中止、病院の外来も閉鎖されていたため、何事もなかったかのように閑散として静かだった。石原教授が難しい立場にあることは分かっていたが、バリケードなどと言っても子ども遊びのようなものである。校舎の入口にパイプ机やロッカーを天井まで積み重ねて、一見猫の入る隙間もなさそうだが、ところどころ机を内側から縛った番線が覗いていた。いまは、すっかり片付けられていたが、機動隊どころか、腕力も人の数を恃《たの》む必要もない、番線カッター1本あれば、解体できそうなバリケードだった。

気遣いに溢れた石原は、だれかれとなく気遣っていたが、石原を気遣うことはだれもが忘れていた。新聞は、「機動隊導入の責任」と書いていたが、それが石原の自死につながったとは信じられなかった。

夜半、代々木の石原の家の玄関前に、数人の学生が、新聞記者や学校関係者をかき分けるようにして訪れた。皆、青ざめた顔をしていた。応対に出た和夫人は、その中のひとりに見覚えがあった。大学新聞のＡだった。

和夫人は、後に「最初にお線香をあげに来てくださったのは、学生さんたちでした」と語っている。

人名索引

あ行

か行

用語索引

あ行

か行

さ 行

た 行

な 行

は 行

ま 行

や 行

ら 行

INDEX

手《て》仕《し》事《ごと》の医《い》療《りょう》　評伝《ひょうでん》　石原寿郎《いしはらとしろう》

2017年 4月8日　初版第1刷発行
2017年12月8日　第2刷発行

著　者　秋元秀俊

発行者　秋元麦踏

発行所　生活の医療株式会社
東京都文京区関口1 - 45 - 15 - 104　郵便番号　112 - 0014

印刷製本　株式会社 シナノ パブリッシング プレス

Printed in Japan　ISBN 978-4-9909176-1-6　C3047